首届全国名中医
王坤根杏林传承录

◎ 主　审　王坤根

◎ 主　编　沈淑华　张　弘

全国百佳图书出版单位

中国中医药出版社

·北 京·

图书在版编目（CIP）数据

首届全国名中医王坤根杏林传承录 / 沈淑华，张弘
主编 . — 北京：中国中医药出版社，2021.12
ISBN 978-7-5132-7335-0

Ⅰ . ①首… Ⅱ . ①沈… ②张… Ⅲ . ①医案—汇编—
中国—现代 ②医论—汇编—中国—现代 ③验方—汇编—
中国—现代 Ⅳ . ① R249.7 ② R289.5

中国版本图书馆 CIP 数据核字（2021）第 246722 号

中国中医药出版社出版
北京经济技术开发区科创十三街 31 号院二区 8 号楼
邮政编码 100176
传真 010-64405721
廊坊市祥丰印刷有限公司印刷
各地新华书店经销

开本 710×1000 1/16 印张 13.25 彩插 0.25 字数 196 千字
2021 年 12 月第 1 版 2021 年 12 月第 1 次印刷
书号 ISBN 978-7-5132-7335-0

定价 59.00 元
网址 www.cptcm.com

服 务 热 线 010-64405510
购 书 热 线 010-89535836
维 权 打 假 010-64405753

微信服务号 zgzyycbs
微商城网址 https://kdt.im/LIdUGr
官 方 微 博 http://e.weibo.com/cptcm
天猫旗舰店网址 https://zgzyycbs.tmall.com

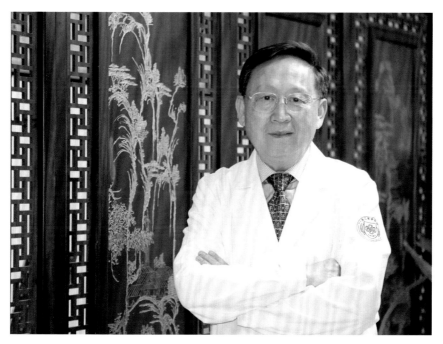

首届全国名中医王坤根教授

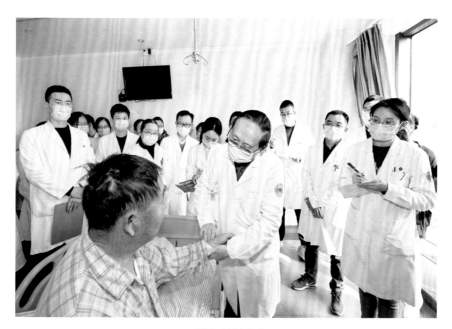

王坤根教授查房

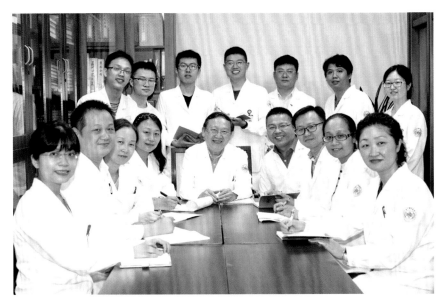

王坤根名中医工作室合影

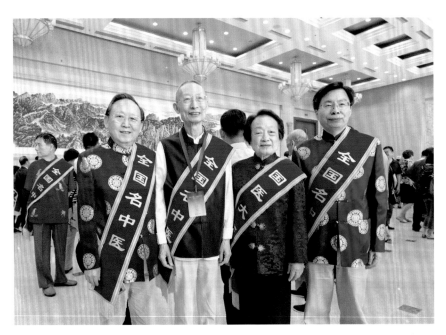

2017 年在北京参加第三届国医大师暨首届全国名中医表彰大会（左起：王坤根，王永钧，葛琳仪，范永升）

序

传承是任何一门学科得以延续发展的基础，中医药学亦不例外。在中医药学发展的历史长河中，师徒相授的传承方式造就了一代代的名医，使中医药学术流派纷呈，百花齐放，且经久不衰。这种独特的教育模式为中医药学的传承发展做出了不可磨灭的贡献。但任何事物都有其两面性，该模式亦有缺陷，如易受门户之见的影响，难以大规模地培养后继人才以满足社会需求等。因此，院校教育的前身——学府传授随之产生，据记载，其在南北朝时期已见端倪。继后，历朝历代均设太医署或太医局，乃至近代中医学校的开设，均为规范化、规模化地培养中医药人才进行了有益的探索。中华人民共和国成立以来，中医院校得到较快发展，并逐渐成为中医药人才培养的主渠道。由于中医药学是一门实践性很强的学科，院校教育受诸多因素的影响，经其培养的学生中医思维及操作能力弱化等问题日益突出。为切实解决这一瓶颈，1991年6月，人事部、卫生部、国家中医药管理局联合发文，作出"采取紧急措施做好老中医药专家学术经验继承工作的决定"。这项工作的核心是采取师承的方式培养一批优秀的中医药学临床人才。这一决定使师承教育得以回归，并被赋予全新内涵，承担起中医药学术发展新时代的新使命。

我有幸成为第四、五、六批全国老中医药专家学术经验继承工作指导老师，感到十分荣幸，更深感责任重大。随着工作室的建立，智屹惠、代建峰、孙洁、张弘、蔡利军、黄立权等相继成为我的学术继承人。沈淑华是我的硕士研究生，并担任工作室秘书之职。他们都具有硕士、博士学历，以及副高、正高职称。林友宝、王雨墨、江张曦等在攻读硕士学位期间均一边读经典，一边随师临诊。他们中医专业理论功底扎实，专业思想牢固，并具备现代科学知识，使我对院校教育模式肃然起敬。

他们在跟师临诊中善于思考，凡有感悟之处均认真记录；跟诊之余，以典型案例为切入点，温习课堂所学，查阅文献资料，并整理而为医案。他们勤思多问，与我切磋交流、疑义相析，将典型医案与我临诊口授心得认真梳理、深入挖掘，进而凝练出我的学术思想与临床经验。我深感他们勤奋好学、思维敏捷，师生间的交流对我亦是启迪，真可谓教学相长。这种古今有机融合的传承模式符合中医药学科的特性，必将为中医药学术的传承发展注入新的活力。学生沈淑华在攻读硕士学位时即提议编著此书，并积极组织撰稿，在工作室全体成员及规培医生的共同努力下，历经数年，该书得以完稿。

本书由医案、医论、验方选介三部分组成。其中，医案选录共90则，临证记录完整并附按语或评语；医论部分着重总结了我的学术观点，以及对学科发展的思考；验方一章为10则选介。所有篇章均经我反复审阅、修改而成，望同道指正。本书能成集，并得以出版，得益于莘莘学子的辛勤努力，更要感恩党的老中医药专家学术经验继承工作的贯彻落实，故取名为《首届全国名中医王坤根杏林传承录》，今作序以表达我的心声。

王坤根

辛丑年元宵

目　录

第一章 医 案

脾胃系

嘈杂案

白某，男，54 岁，2014 年 10 月 26 日初诊。

主诉：反酸、烧心 8 年余。

现病史：反酸、烧心 8 年余，服用雷尼替丁片可缓解，近日加重，舌红嫩，苔薄黄，脉缓。

西医诊断：反流性食管炎

中医诊断：嘈杂

证型：痰热内扰，肝胃郁热

治法：清热化痰，调和肝胃

处方：竹茹 30g，枳壳 10g，黄芩 12g，制半夏 15g，陈皮 12g，茯苓 15g，川连 3g，吴茱萸 3g，砂仁 6g（后下），煅瓦楞子 30g，海螵蛸 15g，玫瑰花 6g。7 剂。

二诊：2014 年 11 月 2 日。反酸、烧心减而未除，舌暗红，苔薄黄，脉缓。

处方：竹茹 30g，枳壳 10g，黄芩 12g，制半夏 15g，陈皮 12g，茯苓 15g，川连 3g，吴茱萸 3g，砂仁 6g（后下），煅瓦楞子 30g，海螵蛸 15g，玫瑰花 9g。7 剂。

按：本例患者烧心、反酸，延今多年，西药虽能勉力控制，然终不能除。《素问·至真要大论》"病机十九条"有云："诸呕吐酸，暴注下迫，皆属于热。"本病正是肝胆痰热犯胃所致。当治以清热化痰、调和肝胃，方以黄连温胆汤与左金丸合化之。左金丸出自《丹溪心法》，功能清泻肝火、降逆止呕，但凡吐酸反胃者，王师习用之，效颇佳。《医方集解》言左金丸："足厥阴药也。肝实则作痛，心者，肝之子，实则泻其子，故用黄连泻心清火，为君，使火不以为反佐。一寒一热，寒者正治，热者从治（以热治热，从其性而治之，亦曰反治），故能相济以立功也。肝居于左，肺处于右。左金者，谓使金令得行于左而平肝也。"《删补名医方论》云："胡天锡曰：此泻肝火之正剂。肝之治有数种，水衰而木无以生，地黄丸乙癸同源是也；土衰而木无以植，参苓甘草剂缓肝培土是也；本经血虚有火，用逍遥散清火；血虚无水，用四物汤养阴。至于补火之法，亦下同乎肾；而泻火之治，则上类乎心。左金丸独用黄连为君，从实则泻子之法，以直折其上炎之势；吴茱萸从类相求，引热下行，并以辛燥开其肝郁，惩其扞格，故以为佐。然必本气实而土不虚者，应可相宜。从左金者，木从左而制从金也。"总之以本方为泻肝热之剂，黄连泻心火，而虚其母，实其子，肝平则土自安矣。是以用治泛呕、吐酸之属木热及土者甚宜。又，吾独思之，黄连苦降，吴萸辛开，正合仲景泻心诸法，则亦当可以治痞，唯其无补，若合平胃、四君之类，当益可用。泻肝热则自有平肝之效，用治肝郁不解，久而化热者亦可，今方知《醉花窗医案》每遇郁症，虽无反酸之症，亦多有用之，是此理也。

（孙洁整理）

 【王师评语】

"烧心"一词实为俗称，属"嘈杂"范畴，是指心下似饥非饥，似痛非痛，有热辣感的一种症状，临床常与其他症状相伴而见。个人体会，嘈杂一证当有虚实之分，实者以痰热内扰、肝胃郁热多见，虚者为胃阴不足、失于濡养所致。临床当依兼症、脉舌鉴别之。

口有异味（口苦）案

蒋某，女，56 岁，2014 年 8 月 23 日初诊。

主诉：晨起口苦 20 余天。

现病史：20 余天来反复晨起口苦，伴脘腹胀痛，更衣日行，舌淡红，中有裂痕，苔薄黄，脉细缓。

中医诊断：口有异味（口苦）

证型：胆热痰扰

治法：清化胆热

处方：黄连 6g，竹茹 30g，制半夏 15g，陈皮 10g，茯苓 15g，蒲公英 30g，煅瓦楞子 30g，吴茱萸 3g。7 剂。

二诊：2014 年 10 月 5 日。服上方 1 周后诸症即减，自行停药后上症复发，乃复用之。现口苦已消，脘腹胀痛减而未除，舌红嫩，苔薄黄，脉细滑。

处方：黄连 6g，竹茹 30g，制半夏 15g，陈皮 10g，茯苓 15g，蒲公英 30g，煅瓦楞子 30g，吴茱萸 3g，香橼 10g，佛手 10g，砂仁 6g（后下）。7 剂。

按：自古口苦皆以温胆汤为胆经郁热之主方，非胆寒欲温也，实乃欲清胆之客热，以使之能温，故名之。故临床辨证之时，既要看到胆经郁热，或邪客胆腑的一面，也要看到胆气为诸邪所伤，相火虚而不能主事的一面。本案妙在合用左金丸。左金者，厥阴经之药也，专泄肝热。以黄连泻其热，吴茱萸散其郁，则肝热去而肝气达。二方合用，则肝胆之热俱可去之，使内安而无留邪之地。二诊时口苦已去，尚有胃脘胀痛，可知胆热已然犯胃，故加用香橼、佛手、砂仁以理气止痛。

（孙洁整理）

 【王师评语】

口苦一症临床常见，以吾临床感悟，口苦病位在胆无异议。肝胆互为表里，胆之藏泄精汁，必赖肝之疏泄。但凡肝经实热，脏病及腑；湿热内蕴，少阳失司；脾滞木郁，肝胆失疏；水不涵木，疏泄失常；土不御木，疏泄不及，皆能导致胆汁失降，上溢口苦。口苦主热，清肝利胆，是为常法，此案即是。虚寒口苦，当依主症，审证求因，是为正治。谨守病机，免犯虚虚实实之戒。

口有异味（口臭）案

丁某，男，68岁，2015年1月29日初诊。

主诉：口臭两年余。

现病史：口臭反复发作，延今两年余，每于饮酒后明显加重，多处诊治罔效，纳便正常，舌红，苔薄黄腻，脉弦滑。既往体健，否认内科、口腔科等重大疾病病史，唯有长期饮酒史。

中医诊断：口有异味（口臭）

证型：胃火夹浊

治法：清胃泄浊

处方：石膏15g（先煎），知母10g，佩兰15g，黄连3g，川厚朴10g，广木香10g，蒲公英30g，苍术10g，薏苡仁30g，陈皮15g。14剂。

二诊：2015年2月12日。药后口臭明显减轻，纳便正常，舌红，苔薄黄，脉弦滑。病机未变，治法不变，守方再进。

处方：石膏15g（先煎），知母10g，佩兰15g，黄连3g，川朴10g，广木香10g，蒲公英30g，苍术10g，薏苡仁30g，陈皮15g。14剂。

按：口臭是指从口腔或者鼻咽所散发出的臭气。它虽然仅是一个症状，但严重影响人们的社会交往和心理健康。WHO（世界卫生组织）已将其作为一种疾病来进行报道。中医对口臭记述颇早，又名"出气臭""口气秽恶""臭息""口气臭""口有异味"等。病因病机多由脾、胃、肺、肾功能失常，热积于内，浊气上泛所致。王师认为，口臭临床以热证居多，脾失健运，胃有郁火，湿热内蕴为其基本病机；他脏病变亦能产生口臭，但必涉及脾胃，造成脾胃功能失常，才会出现口臭的症状。

本案患者口臭已长达两年余，别无所苦，然治疗效果不显著。王师依据其有长期饮酒史，且饮酒后口臭尤甚，苔见薄黄腻，虑其乃胃火夹浊，上泛于口所致。方由白虎汤加蒲公英、黄连清降胃火，配以平胃散运脾燥湿，另伍木香行气化湿、薏苡仁淡渗利湿、佩兰芳香化湿。诸药合用，热得以清，湿得以去，秽浊之气自消，初诊即获显效。

临诊时吾请教，方剂学论述白虎汤临床应用以身大热、汗大出、口大渴、脉洪大为辨证要点，本案无一符合，何以用之？王师曰：临证选方用药当依据病机，本证病机为胃有郁火。胃属阳明，白虎汤为阳明经热证主方，在杂病中凡见阳明里热炽盛即可放胆用之。白虎汤君药为石膏，《神农本草经》记载石膏味辛微寒，名曰白虎，亦非有虎狼猛悍之性，却是辛凉清气，透解郁热之平剂。吾早年在农村，每见老百姓用二三个鸡蛋大的石膏煎服治疗上火所致牙痛，无不良反应，亦可佐证。

（赖芳芳整理）

痞满案1

黄某，女，26岁，2014年1月22日初诊。

主诉：食则心下痞塞3月余。

现病史：食则心下痞塞，心泛欲呕，口苦，更衣二日一行，通而不畅，多梦，月事尚调，舌质红嫩，苔薄黄，脉濡细。2014年1月15日外院胃镜：①浅表性胃炎；②十二指肠球炎，Hp（－）。

西医诊断：功能性消化不良－餐后不适综合征

中医诊断：痞证

证型：胃气不和

治法：和胃降逆

处方：制半夏15g，北秫米15g（包煎），干姜5g，黄芩10g，黄连6g，蒲公英15g，柴胡6g，龙胆草3g，牡蛎30g（先煎），延胡10g，党参15g，红枣10g，甘草5g。12剂。

二诊：2014年2月9日。心下痞塞有减，恶心仍有，更衣不畅，口干，舌暗红，苔薄白，脉细弱。

处方（颗粒剂）：制半夏15g，干姜5g，黄芩9g，黄连5g，蒲公英15g，代赭石15g，煅瓦楞子30g，砂仁6g，大腹皮10g，白花蛇舌草15g，火麻仁15g，党参15g，甘草5g。12剂。

三诊：2014年2月26日。诸症皆消，唯更衣通而不畅，面色㿠白，舌暗红，苔薄黄，脉沉细。

处方（颗粒剂）：制半夏10g，干姜5g，黄芩10g，黄连5g，蒲公英15g，煅瓦楞子30g，砂仁6g，茯苓10g，白花蛇舌草15g，党参15g，甘草5g，黄芪15g，当归10g，苍术9g，白术10g。20剂。

患者4月因月信后延前来复诊，自诉药后诸症尽除。

按： 痞证主要是指病人自觉心下（胃）痞满不舒，按之濡或硬，但不疼痛的一组证候。功能性消化不良、慢性胃炎、胃十二指肠溃疡等均可以按痞证论治。《医方考》云："胃主受纳，脾主消磨，故能纳不能化者，责之脾虚。"如胃气不足，则能化难纳，知饥不食；脾气受损，则能纳难化，食而腹满；脾胃两伤，则纳运维艰，不饥不食。本案患者"食则心下痞塞"，知其脾气本虚，兼见呕吐、口苦、便秘，乃脾气不升，而致胃气夹肝气上逆、大肠腑气通降不利。方以半夏泻心汤辛开苦降、益气健脾，柴胡、龙胆草、牡蛎三味清肝胆、降逆气，大腹皮、火麻仁行气润肠通腑，则气机复而诸症除。患者寐劣梦多，结合其痞满症状，王师考虑其"胃不和则卧不安"，除用《内经》经典方——半夏秫米汤外，还加用了一味延胡。延胡辛苦温，除可活血散瘀、理气止痛外，还可改善睡眠。重庆名老中医马有度先生发现延胡索除可用于痛证外，也有安神之效。他常用炒枣仁粉与延胡索粉混合用于治疗虚烦不眠，认为二者有协同作用，且随着酸枣仁剂量的增加，二者协同作用更加明显。王师亦常嘱不寐患者以二者研粉睡前吞服，颇效。

（智屹惠整理）

【王师评语】

半夏泻心汤因其治疗胃脘痞满疗效卓著，临床应用经久不衰。脾主升清，胃主降浊，一升一降，维持气机升降出入平衡；反之，气机逆乱，产生病变。因此，调理逆乱之气机成为关键所在。本方依据四气五味进行配伍，以芩、连之苦降浊泄热，姜、夏之辛升清散寒，辅以参、枣、草甘味调中，三者协同，一举逆转紊乱之气机而复于正常，这一组方原则称为辛开苦降法，被视为调理脾胃之大法。

痞满案2

张某，男，38岁，2015年8月20日初诊。

主诉：食则心下痞塞半年余。

现病史：稍多食则心下痞塞，两胁不适，善太息，夜寐欠安，舌质红，苔黄腻，脉弦细。

西医诊断：功能性消化不良－餐后不适综合征

中医诊断：痞证

证型：肝胃不和

治法：疏肝和胃

处方：柴胡9g，郁金12g，制香附6g，制半夏15g，陈皮10g，茯苓15g，蒲公英15g，砂仁6g（后下），豆蔻6g（后下），佛手10g，绿梅花6g，北秫米15g（包煎）。7剂。

二诊：2015年8月27日。药后脘胁不适已消，余症减而未除。守方再进。

处方：柴胡9g，郁金12g，制香附6g，制半夏15g，陈皮10g，茯苓15g，蒲公英15g，砂仁6g（后下），豆蔻6g（后下），佛手10g，绿梅花6g，北秫米15g（包煎）。7剂。

按：胁为肝之分野，心下属胃，两胁不适、多食腹胀，乃肝胃二经气机失畅使然，王师治以自拟方柴郁二陈汤（柴胡、郁金、制香附、制半夏、陈皮、茯苓、蒲公英，详见验方选介）加减疏肝和胃；"胃不和则卧不安"，故以半夏秫米汤和胃安神；另佐砂仁、蔻仁、佛手、绿梅花流通气机。如是，肝胃气机流动，则诸症自除。

（沈淑华整理）

痞满案 3

杨某，男，71 岁，2014 年 7 月 3 日初诊。

主诉：食则胃胀 2 年余。

现病史：食则胃胀，饥时伴紧缩感，无嗳气、无泛酸，夜寐可，舌红，中有裂纹，苔薄黄中剥，脉迟弦。2014 年 6 月 24 日胃镜：慢性萎缩性胃炎，Hp（－）。

西医诊断：慢性萎缩性胃炎

中医诊断：痞满

证型：肝胃阴虚

治法：柔肝和胃

处方：百合 15g，乌药 9g，北沙参 15g，生地黄 15g，麦冬 15g，当归 12g，枸杞子 12g，白芍 12g，甘草 6g，香橼 10g，佛手 10g，蒲公英 30g，八月札 12g，无花果 12g，砂仁 3g（后下）。7 剂。

二诊：2014 年 7 月 18 日。胃脘紧缩感已消，大便干结，舌红，中有裂纹，苔薄黄，脉迟缓。

证型：肝胃阴虚

治法：滋阴通腑

处方：百合 15g，乌药 9g，北沙参 15g，生地黄 15g，麦冬 15g，当归 12g，枸杞子 12g，生白芍 15g，甘草 6g，香橼 10g，佛手 10g，蒲公英 30g，八月札 12g，无花果 12g，砂仁 3g（后下），火麻仁 30g。7 剂。

按：王师认为痞满一证，病在肝、胃，以气滞为多。肝为刚脏，体阴而用阳，主疏泄，条畅周身气机；胃为六腑之一，以通降为贵。肝喜柔，胃喜润而恶刚燥，故王师治此，常从叶天士肝胃同治之道。虽见心下痞塞，也不应拘泥理气之法，因肝失滋养则疏泄失常，胃损濡润则受纳不利，故见气机停滞之象。治疗当塞因塞用，柔肝和胃以治本，理气消痞而治标。以自拟方柔肝和胃饮（百合、乌药、北沙参、生地黄、麦冬、当归、枸杞子、白芍）养阴润降，同时佐清灵之品条达气机，如香橼、佛手、阳春砂之属。如此肝胃得以柔润，气机自行，诸症即安。

（王雨墨、江张曦整理）

痞满案4

王某，女性，78岁，2010年9月7日初诊。

主诉：腹胀纳呆近1个月。

现病史：患者因慢性阻塞性肺疾病急性加重（AECOPD），Ⅱ型呼衰，于2010年2月2日转入ICU行有创通气，因肺功能差难以脱机拔管而行气管切开。转入后半年余出现腹胀纳呆，以理气导滞之剂治之，罔效。刻诊：腹胀纳呆，间有腹痛，不欲饮食，更衣不畅，神疲乏力，面色㿠白，舌淡紫，苔薄白，脉沉细。既往有COPD病史20余年。

西医诊断：胃肠功能衰竭

中医诊断：痞满

证型：气滞血瘀，气血两虚

治法：理气活血

处方：桃仁10g，红花10g，当归12g，生地黄12g，赤芍10g，川芎10g，莪术15g，丹参30g，枳实10g，大腹皮30g，火麻仁30g。7剂。水煎后分3次温服。

二诊：2010年9月14日。患者药后自觉腹胀减轻，腹痛不显，大便基本自解，一周内仅用一次开塞露辅助通便，肠内营养增至瑞代500mL/d，因增加偏快，近两日腹胀又稍有加重，舌淡紫，苔薄白，脉沉细。上方中加用厚朴10g，莱菔子30g。7剂。水煎后分2次温服。

三诊：2010 年 9 月 21 日。患者腹胀已不明显，腹痛消失，大便通畅，精神转佳，仍偶有软弱感，面色较前红润，舌质紫消失，苔薄白，脉沉细。肠鸣音 1 分钟可闻及 3～4 次，较前响亮，肠内营养已增至瑞代 1000mL/d，无任何不适。方中酌减行气祛瘀之品，加用益气健脾之品。

处方：桃仁 10g，红花 10g，当归 12g，生地黄 12g，赤芍 10g，川芎 10g，莪术 15g，枳实 10g，大腹皮 30g，莱菔子 30g，党参 15g，黄芪 15g。14 剂。水煎后分三次温服。

该患者继服 14 剂后停药，半年后因感染再次加重，家属放弃抢救而死亡。此半年间患者未再受胃肠功能障碍所苦。

按： 本例患者起病较缓，病程较长，在气血两虚的基础上出现痞满，究其原因，一方面因久住 ICU，情志抑郁，气滞日久，"气结则血凝"，形成瘀血之证；另一方面因气虚无力行血，血行迟缓而成瘀血。瘀血阻滞，气血失和，则脾胃升降失序，传化无由而壅塞成痞。痞证的治疗，诸多医家认为非升降脾胃不能速收良效。然瘀血内结，徒理气机，仍难奏效。如《证治准绳·杂病》云："心下痞，宜升胃气，以血药兼之，若全用气药导之，则其痞愈甚。"李中梓在《医学入门》中亦云："瘀血结成窠囊下，而心下痞者，用桃仁、红花、香附、大黄等分研末，酒调服利之。"王师指出，临床上一些痞满病人，从气论治，时效时罔效，究其原因，即因医者拘泥于治气，而忽视了理血这一重要环节。《素问·至真要大论》云："疏其血气，令其调达，而致平和。"针对瘀血阻滞，升降失常的病机，应在辨证的基础上着重于化瘀活血，升降气机，气血同治，升降并调，相辅相成，疏达开通，使病邪得去而元气自复，清阳得升而浊阴得降，则痞满可除。

本例以桃红四物汤为基本方，方中以活血之品桃仁、红花为主，活血化瘀；以生地黄易熟地黄，合当归滋阴养血、凉血活血；以赤芍易白芍清热凉血活血；川芎活血行气、调畅气血，以助活血之功。六药相合，使瘀血除、新血生、气机畅、痞满消。此外，方中尚用莪术破血祛瘀、行气止痛，丹参凉血活血、祛瘀止痛，枳实行气消积，大腹皮下气宽中，火麻仁润肠通便，共成行气活血、消积通便之剂。临证时如积滞较重，尚可加入大黄、枳朴之属。此外，对于胃肠功能障碍/衰竭的患者，方中可酌加行气利水化湿之品，往往能收到很好的效果，这可能与胃肠功能障碍/衰竭时存在肠黏膜水肿有关。

（智屹惠整理）

胃脘痛案1

何某，男，50岁，2014年9月19日初诊。

主诉：胃脘痛3年余。

现病史：胃脘疼痛，侧卧明显，无脘胀、嗳气、吞酸，大便干结、一两日一行，舌红，苔白腻，脉细。

西医诊断：功能性消化不良－上腹痛综合征

中医诊断：胃脘痛

证型：肝气犯胃

治法：理气和胃止痛

处方：苏梗12g，香附10g，陈皮10g，白芍15g，甘草10g，延胡索20g，煅瓦楞子30g，蒲公英30g，黄连3g，吴茱萸3g，徐长卿20g。7剂。

二诊：2014年9月27日。药后胃脘痛减而未除，更衣日行，较前顺畅，舌边红，苔薄黄，脉弦缓。

处方：苏梗12g，香附10g，陈皮10g，白芍15g，甘草10g，延胡索20g，煅瓦楞子30g，蒲公英30g，黄连3g，吴茱萸3g，徐长卿20g，白术12g。7剂。

三诊：2014年11月1日。药后疼痛已消，平卧时胃脘有胀滞感，更衣日行，舌红嫩，苔薄白根略腻，脉弦缓。守方再进。

处方：苏梗12g，香附10g，陈皮10g，白芍15g，甘草10g，延胡索20g，煅瓦楞子30g，蒲公英30g，黄连3g，吴茱萸3g，徐长卿20g，白术12g，黄芪30g，砂仁3g（后下）。7剂。

按：胃脘痛首分虚实、次辨寒热。虚则脾虚，实则气滞、血瘀、寒凝、湿热皆可致之。虚者多病久而缓，痛势绵绵，绝无暴痛之理，此案颇类之。然侧卧则痛甚，王师认为是肝失疏泄故也。肝经循经体侧，其必肝气不行，侧卧时肝经受压，循经益加受阻，乃致此证。是知亦有肝郁。肝郁胃虚并见，肝气犯胃可知矣。舌红，当是肝热之象，肝体阴而用阳，肝气横逆，肝阳必然无制而为火，此非肝火，乃肝热不制故也。所以用香苏散理气和胃，左金丸加蒲公英泻肝热、降肝气，白芍和肝缓急止痛，"久痛入络"，故以徐长卿、延胡索行气和血止痛。

患者并无吞酸诸症，可知煅瓦楞子非为制酸之用。此药原出《别录》，咸，平，归肺、胃、肝经，功能消痰化瘀，软坚散结。但因其为贝壳类药，富含碳酸盐，而近世多做制酸之用。其实不然，此药破血消积止痛之力远在制酸之上。《本草纲目》言其"咸走血而软坚，故瓦垄子能消血块，散痰积。"《本草蒙筌》曰："消妇人血块立效，虽癥瘕并消；逐男子痰癖殊功，凡积聚悉逐。"《本草备要》亦称本药可以"消血块，散痰积……治一切气血癥瘕"。《本草分经》言其"甘、咸，平。消痰，破血癖"。可见瓦楞子破血消积之力。本案胃脘久痛，有久病入络之虞，故用延胡索、徐长卿活血定痛，再用瓦楞子，还是活血定痛之意。

二诊症减，三诊症消，以肝气渐平，遂渐加益气之药，以补肝胃之虚，是善后之法也。

（孙洁整理）

【王师评语】

"不通则痛"与"不荣则痛"为诊治痛证的基本着眼点，胃脘痛亦如是。不通者，或因气滞，或因血瘀，或因湿阻，治疗当行气、活血、化湿等；不荣者，则有气血阴阳不足之分，治疗则分别益气、养血、滋阴、补阳等。《伤寒论》示人以大法，如温中补虚之小建中汤，寒温并用之半夏泻心汤，清热化痰之小陷胸汤，调和肝脾之四逆散等；若胃虚气逆，以呃逆、嗳气、呕吐为主症者，则可以旋覆代赭汤治之。

香苏散一方出自《太平惠民和剂局方》，由香附四两，紫苏叶四两，炙甘草一两，陈皮二两组成，作为散剂应用，主治四时瘟疫伤寒。方剂学中将其列为辛温解表剂，功能为疏散风寒、理气和中，主治外感风寒、气郁不舒之证。本人用此方治疗胃气不和、气机失畅之胃疾。作为调和之剂，凡属不通而痛，病性属寒者，皆可放胆用之；且苏叶与苏梗同用，可增强行气宽中之效。

胃脘痛案 2

王某，男，28 岁，2013 年 12 月 12 日初诊。

主诉：胃脘胀痛不适半年余。

现病史：半年来胃脘胀痛不适，纳差，口中黏腻，时有恶心、泛酸，夜间寐劣，二便无殊，舌淡暗，苔白厚腻，脉滑。

西医诊断：功能性消化不良 – 混合型

中医诊断：胃脘痛、痞满

证型：胃气不和，湿滞中焦

治法：运脾化浊，和胃理气

处方：苍术 10g，川朴 10g，制半夏 12g，陈皮 15g，茯苓 15g，甘草 6g，炒黄连 5g，吴茱萸 3g，苏梗 12g，姜炭 3g，蒲公英 30g，煅瓦楞子 30g。7 剂。

二诊：2014 年 2 月 21 日。药后胃脘不适显减，恶心、泛酸、口中黏腻感已除，胃纳增加，睡眠转佳，二便调，舌淡红，苔薄黄，脉缓。

处方：苍术 10g，川朴 6g，制半夏 12g，陈皮 10g，茯苓 15g，甘草 6g，炒黄连 3g，吴茱萸 3g，苏梗 10g，姜炭 3g，蒲公英 30g，煅瓦楞子 30g，黄芪 15g，党参 15g，白术 12g。7 剂。

按：患者首诊以胃脘胀痛不适就诊，兼有恶心、泛酸，口中黏腻感，纳差，寐劣等。虑其湿滞中焦，以运脾化浊，兼以和中之法治之，服药 14 剂后，诸症皆减，说明辨证准确，治疗有效，故守法不变。因脾胃素虚，现湿浊已减，故二诊加用黄芪、党参、白术等健脾益气之品。

首诊之方以平陈汤合左金丸加减。平陈汤乃平胃散和二陈汤合方。平胃散出自《太平惠民和剂局方》，原方药物组成为苍术、厚朴、陈皮、甘草、生姜、大枣，具有燥湿运脾、行气和胃之功效，主治湿滞脾胃。二陈汤同样出自《太平惠民和剂局方》，组成有茯苓、陈皮、半夏、甘草、生姜、乌梅，可燥湿化痰、理气和中。左金丸出自《丹溪心法》，由黄连和吴茱萸组成，可清肝泻火、降逆止痛。黄连、吴茱萸乃王师治疗胃痛、反酸之常用药对，临证根据患者寒热情况，相应调整连萸比例——热多寒少，则重用黄连；寒多热少，则重用吴茱萸。

（蔡以力整理）

胃脘痛案 3

李某，女，31 岁，2016 年 9 月 28 初诊。

主诉：胃脘胀痛 1 年余。

现病史：胃脘胀而且痛，午后为甚，嗳气频作，面色淡而无华，神疲乏力，口干便结，舌淡红，苔光净，脉细弱。当地做胃镜示：慢性浅表性胃炎，Hp（-）。

西医诊断：功能性消化不良 - 混合型

中医诊断：胃脘痛、痞满

证型：脾阴不足

处方：党参 15g，生白术 30g，茯苓 15g，生甘草 3g，川石斛 12g，生白芍 12g，香橼 10g，佛手片 10g，苏梗 10g，延胡 20g。7 剂。

二诊：2016 年 10 月 5 日。药后胃脘胀痛有减，更衣日行，顺畅，舌脉同前。守方 14 剂。

按：历代医家对脾气、脾阳关注较多，而对脾阴的阐述较少。例如吴澄在《不居集》中指出："古人理脾健胃，多偏胃中之阳，而不及脾中之阴。"然"人生有形，不离阴阳"，脾亦如是。仲景以麻子仁丸治疗脾约证即体现了对脾阴的顾护。饮食不节、劳倦过度、忧思日久等因素均可以导致脾阴虚证，且往往多由脾气虚渐进发展产生。故临床多见脾气升清、运化功能的失调,又有阴虚之象,治疗宜益气养阴兼顾。

本案脾胃清阳不升,浊阴不降,留滞中焦故见脘胀,逆行于上故有嗳气;气血生化不足,故见面色无华、神疲乏力;脾不能"为胃行其津液",故见口干便结;胃络失濡,不荣则为脘痛。"虚则补之",方以四君子汤补益脾气,生白术、石斛、白芍濡养脾阴,香橼、佛手片、苏梗清轻疏透气机。另以延胡索行气、芍药缓急,合治脘痛之标。

(沈淑华整理)

胃脘痛案 4

傅某,男,54 岁,2014 年 11 月 16 日初诊。

主诉:胃脘隐痛 2 月余。

现病史:患者 2 个多月前出现胃脘隐痛,纳差、食则脘胀,偶有喉间不适及灼热感,服金奥康效果不理想,舌淡红胖嫩,苔净,脉细。胃镜示慢性萎缩性胃炎伴糜烂、充血。病理轻度异型增生,Hp(-)。

西医诊断:慢性萎缩性胃炎、非糜烂性胃食管反流病

中医诊断:胃脘痛

证型:脾虚气滞

治法:健脾和胃

处方:黄芪 15g,太子参 15g,苍术 10g,茯苓 15g,蒲公英 30g,白花蛇舌草 15g,郁金 10g,枳壳 10g,川朴 6g,黄连 3g,吴茱萸 2g,徐长卿 15g,莪术 10g,香茶菜 15g,赤芍 12g。14 剂。

二诊:2014 年 11 月 25 日。胃脘隐痛有减,食欲见增,食则脘胀尚有,舌淡红胖嫩,苔净,脉细。

处方:黄芪 20g,太子参 15g,苍术 10g,茯苓 15g,蒲公英 15g,白花蛇舌草 15g,郁金 10g,枳壳 10g,川朴 6g,黄连 3g,吴茱萸 2g,徐长卿 15g,莪术 10g,香茶菜 15g,赤芍 12g,生白术 12g,藤梨根 15g,三叶青 10g。14 剂。

三诊：2014年12月10日。偶有咽喉间灼热不适及心下隐痛，有时稍食即饱，四肢冷，夜间寐劣，早醒，舌质红，胖嫩，苔薄白，脉细缓。

处方：黄芪20g，太子参15g，生白术10g，茯苓15g，白花蛇舌草15g，郁金12g，香橼10g，川朴6g，徐长卿15g，莪术10g，香茶菜15g，赤芍12g，藤梨根15g，三叶青10g，炒枣仁15g（打碎）。14剂。

此后随访，患者服上方近1月后，诸症相继皆安，遵嘱饮食调摄后，未再有胃痛不适。1年后复查胃镜：定标活检未见明显异型增生。

按： 胃主受纳，脾主运化，共同完成对水谷的消化吸收，脾升胃降的功能离不开肝主疏泄、调畅气机功能的辅佐。因此，慢性胃炎在治疗过程中，应重视斡旋气机，调理脾胃、肝胆之升降。同时，胃镜检查可视为望诊的延伸，处方用药也需考虑镜下的表现。本例患者辨证属脾虚气滞证，脾胃虚弱，升降不利，故致胃纳欠馨、食则脘胀，治以黄芪、太子参、苍术健脾益气，枳壳、川朴行气助运，黄连、吴茱萸辛开苦降，斡旋中州。胃镜下见胃黏膜糜烂、充血，属"疮痈"范畴，故以蒲公英、白花蛇舌草清热消痈；病理提示"异型增生"，为微型"癥瘕"，故加莪术、香茶菜、赤芍、郁金、三叶青、藤梨根等行气活血、解毒消癥。徐长卿则为治疗胃食管反流病之有效药。此例充分体现王师临证时注重宏观辨证与微观辨证结合，辨证论治与辨病论治结合，以期达到症状与病理同步改善的疗效。

王师治疗胃脘痛病人喜用蒲公英，言欲清胃热者，蒲公英为上品，其味苦甘，性寒，入肝胃两经，尤善清热解毒。《外科证治全生集》曰其能"疗胃脘痛"。蒲公英花发甚早，得初春少阳之气，饶有开发之性。《本草衍义补遗》言其"散滞气"。此外，现代药理研究提示蒲公英对肠上皮化生亦有一定的改善作用。

（孙洁、智屹惠整理）

【王师评语】

中医无慢性胃炎的名称，根据其临床症状，归属于"胃脘痛""胃痞""嘈杂""泛酸"等范畴。本病病位在脾胃，与肝、胆关系密切。本病病程较长，久病必虚，故脾胃升降失司为本病的基本病机。脾不得升，胃不得降，停滞中焦，故为气滞；脾失健运，水谷精微失于输布，反成痰饮食积；气有余便是火，湿阻食滞郁久化热；且久病入络、久病必瘀，故本病常有气滞、湿阻、郁热、血瘀等标实之象。肝主疏泄，调畅气机；胆主决断，贮藏和排泄胆汁。肝胆共主脾之升运、胃之纳降。情志怫郁，肝胆失疏，必致脾胃升降失常，从而诱发或加重本病。

根据本人的临床观察，慢性胃炎以脾虚气滞、肝胃不和之证为多见，并可夹食滞、湿阻、郁热、血瘀等。治疗上，本人常合用香砂六君、香苏饮、四逆散健脾疏肝、行气化湿；食滞者加焦三仙、鸡内金消食醒胃；湿盛者合平胃散运脾化湿；郁热者加蒲公英、白花蛇舌草清热解毒；血瘀者以失笑散、莪术活血化瘀；泛酸明显者加左金丸、瓦楞子泻肝止酸。随证治之，每多获效。

在中医基础理论指导下，借鉴现代高科技检查设备，可以充实和丰富中医传统"四诊"内涵。胃镜下见胃黏膜糜烂、充血，属"疮痈"范畴，本人多以蒲公英、白花蛇舌草清热消痈；病理提示"异型增生"，提示微型"癥瘕"，常加莪术、香茶菜、赤芍、郁金、三叶青、藤梨根等行气活血、解毒消癥。吾在临诊时注重宏观辨证与微观辨证结合，辨证论治与辨病论治结合，以期达到症状与病理同步改善的疗效。

慢性胃炎的治疗应该注重治养结合，养重于治，引导患者改变不健康的生活方式。在饮食上要均衡营养，避免过食过热或过冷食物，宜清淡饮食，慎食辛甘厚味、酸甜苦辣和煎、炸、熏制等食品，建议患者定时定量，慢吃细嚼，戒烟戒酒，调养情志，放松焦虑紧张情绪，同时生活起居有规律，避免熬夜和过度劳累等。尤其是"慢吃细嚼"有四大好处：一是粗的硬的变细了；二是冷的变热了；三是胃的负担减轻了；四是促进唾液分泌以助消化。何乐而不为？

胃脘痛案 5

高某，女性，65 岁，2014 年 10 月 12 日初诊。

主诉：胃脘隐痛 10 余年。

现病史：心下隐痛，延今 10 余年，平素服用泮托拉唑抑酸，但仍反复发作，迁延不愈，寐劣早醒，善太息，舌淡红而暗，苔薄腻，脉细迟。胃镜示：慢性萎缩性胃炎伴糜烂；病理：胃窦黏膜轻度肠化。

西医诊断：慢性萎缩性胃炎

中医诊断：胃脘痛

证型：肝胃不和，气血失调

治法：疏肝和胃，活血蠲痛

处方：乌药 9g，香附 10g，白芍 15g，甘草 10g，川楝子 9g，延胡索 20g，蒲公英 30g，制半夏 9g，北秫米 30g（包煎），砂仁 3g（后下），煅瓦楞子 30g，丹参 12g，降香 3g。7 剂。

二诊：2014 年 10 月 20 日。疼痛较前明显减轻，夜寐仍欠佳，舌淡红而暗，苔薄黄腻，脉迟。

处方：乌药 9g，香附 10g，白芍 15g，甘草 10g，延胡索 20g，蒲公英 30g，制半夏 9g，北秫米 30g（包煎），砂仁 3g（后下），煅瓦楞子 30g，丹参 12g，降香 3g，合欢皮 12g。7 剂。

三诊：2014 年 10 月 28 日。寐劣有减，胃脘隐痛偶有，舌淡红略暗，苔薄白腻，脉迟缓。

处方：乌药 9g，香附 10g，白芍 15g，甘草 10g，延胡索 20g，蒲公英 30g，制半夏 9g，北秫米 30g（包煎），砂仁 3g（后下），煅瓦楞子 30g，丹参 12g，降香 3g，合欢皮 12g，玫瑰花 3g。7 剂。

按：慢性胃痛的主要病因是情志伤肝，肝失疏泄，木郁土壅，或饮食劳倦，损伤脾胃，土壅木郁，以致胃中气机阻滞，不通则痛。朱丹溪曰："气血冲和，万病不生，一有怫郁，诸病生焉。"《素问·至真要大论》有"木郁之发……民病胃脘当心而痛"，皆示肝胃（脾）气郁为本病之病机关键。且"气为血帅"，气行则血行，气滞则血瘀。故胃病初起在气，气滞日久影响血络通畅，以致血瘀胃络。所以，慢性胃痛多兼有血瘀，即"久病入络""胃病久发，必有聚瘀"。本病治以蠲痛法，王师取法于国医大师何任教授之脘腹蠲痛汤，旨在缓解脘腹疼痛。方用川楝子、延胡索、乌药、香附、丹参、降香活血行气止痛，芍药、甘草酸甘化阴、缓急止痛，与理气之品相伍，既疏肝气，又缓肝急，一散一收，相辅相成，共奏蠲痛之功。

（蔡利军整理）

胃岩案

戴某，男，58 岁，2014 年 5 月 16 日初诊。

主诉：胃脘隐痛半年。

现病史：患者胃脘隐痛已有半年。2013 年 12 月因发现胃癌在外院行手术治疗，其后经四次化疗。2014 年 4 月发现肝内占位，因化疗反应较大，决定不再行手术及化疗，转求中药治疗。既往有慢性乙型病毒性肝炎、高血压病史。刻诊：胃脘隐痛，入夜为甚，身目无黄染，舌红绛，左侧黄苔、右侧苔净，脉弦滑。查体：肝剑突下 3 指，肋下 1 指，边钝，轻压痛。

西医诊断：胃癌术后肝转移

中医诊断：胃岩、肝积

证型：胃阴不足，瘀毒内结

治法：清肝和胃，解毒散结

处方：特二级石斛 6g（先煎），生白术 15g，柴胡 6g，黄芩 10g，香附 10g，郁金 9g，茵陈 15g，焦山栀 9g，猪苓、茯苓各 15g，苦参 9g，砂仁 6g（后下），白花蛇舌草 15g，蒲公英 20g，半枝莲 15g，天葵子 12g，三叶青 12g，藤梨根 15g，叶下珠 20g，马鞭草 20g，甲片 6g（先煎），莪术 10g。12 剂。西黄胶囊 2 盒。

二诊：2014 年 6 月 20 日。更衣日二三行，胃脘隐痛明显减轻，胃脘不适仍有，舌质红，苔薄黄，脉滑数。本院 B 超：肝弥漫性病变，肝内多发实质性占位（肝内可见约 3 个大小不等的低回声团，其中较大一处大小约 5.4cm×4.5cm）。AFP（甲胎蛋白）19793.6ng/mL。

处方：柴胡 6g，赤芍、白芍各 10g，郁金 10g，生白术 15g，砂仁 6g（后下），煅瓦楞子 30g，茵陈 15g，黄芩 10g，焦山栀 9g，蒲公英 20g，半枝莲 15g，白花蛇舌草 15g，三叶青 12g，藤梨根 15g，天葵子 12g，叶下珠 20g，马鞭草 20g，甲片 6g，猪苓、茯苓各 15g，苦参 9g，田基黄 15g。12 剂。西黄胶囊 2 盒。

三诊：2014 年 8 月 3 日。胃脘隐痛未作，心下痞块仍有，胃脘不适有减，溲便正常，舌红而绛，苔黄花剥，脉弦滑。自述因经济原因，不再服中药汤剂，家中自有三叶青，嘱其煎汤代茶饮。

四诊：2014 年 10 月 20 日。近日胃脘时有不适，腹胀易饥，舌红，苔薄白腻，脉弦滑。本院 B 超：肝弥漫性病变，肝内多发实质性占位（肝内可见约 3 个大小不等的低回声团，其中较大一处大小约 5.8cm×5.5cm）。

处方：莪术 15g，虎杖根 30g，藤梨根 30g，大腹皮 30g，枸橘 15g，苦参 15g，黄芩 10g，赤芍 20g，柴胡 6g，郁金 10g，甘草 6g。7 剂。三叶青 300g 煎汤代茶。西黄胶囊 2 盒。

其后患者继服单味三叶青，2015 年至 1 月 24 日又曾复诊，带来外院 B 超：①肝内多发占位性病变；②门静脉内中等回声区（栓子可能）；③胆囊壁增厚；④脾肿大。其后未再复诊。

按：胃癌在恶性肿瘤中尤为凶险，一般自发现至死亡仅数月时间。对于恶性肿瘤的病机，王师赞同高秉钧在《疡科心得集》中所指出的，"癌瘤者，非阴阳正气所结肿，乃五脏瘀血浊气痰滞而成"；而其治则，王师认为应以《黄帝内经》所提出"坚者削之""结者散之""留者攻之"为原则。本例患者胃癌肝转移，因化疗反应较大，故术后转诊王师处调治。诊见形体尚丰，舌质红绛，故知胃阴已耗，脾气未衰。故王师仅以石斛、生白术二味滋阴扶正，另以大队清热利湿、活血行气、解毒散结之品消癥除积。后因患者经济原因改服单味三叶青，自发现肝内转移至最后一次复诊逾 8 个月，存活时间已属较长。三叶青可清热解毒、祛风化痰、活血止痛，《植物名实图考》谓三叶青用于"小儿退热，止腹痛，治跌打损伤，妇人经水不调，敷一切无名肿毒"。《浙江民间常用草药》言其可"清凉解毒，祛风化痰"。《贵州草药》载其可"散结、理气、解毒、补脾"。正合高秉钧提出的癌瘤病机，且无一般清热解毒药的缺点，长期服用安全无毒，兼具理气健脾开胃的功效，并能增强免疫功能。实验表明：三叶青的乙酸乙酯提取物能促进肿瘤细胞凋亡，抑制肿瘤细胞生长，临床上如能对症应用，当可为患者带来福音。对于肿瘤的治疗，王师推崇张景岳在《景岳全书》中的论述："治积之要在知攻补之宜。"在手术、放化疗、姑息治疗等阶段，医者应根据四诊信息，随时调整攻补之品的比例，而非采用一成不变的方案，是至为重要的治疗策略。

（智屹惠整理）

腹痛案 1

朱某，男，24 岁，2013 年 11 月 20 日初诊。

主诉：脐腹胀痛半年。

现病史：半年前脐疝术后出现脐腹胀痛，便溏，日一行，舌红，有芒刺，苔黄，脉细涩。

西医诊断：腹痛待查

中医诊断：腹痛

证型：气滞血瘀

治法：疏肝理气，活血化瘀

处方：柴胡 10g，枳壳 10g，赤芍 15g，白芍 30g，炒当归 15g，苍术 15g，莪术 15g，砂仁 10g（后下），川芎 10g，生地黄 15g，桃仁 10g，红花 6g，延胡 20g，失笑散 15g（包煎）。7 剂。

予行全腹部 CT 检查。

二诊：2013 年 11 月 27 日。脐下胀痛有减，舌红，苔薄黄腻，脉细涩。全腹 CT 示：①全组小肠及升结肠积气，第 5、6 组小肠多发气液平，考虑不全性肠梗阻可能；②肝、胆、脾、胰及双肾未见明显异常。

处方：柴胡 10g，枳壳 10g，赤芍 15g，白芍 30g，炒当归 15g，苍术 15g，

莪术 20g，砂仁 10g（后下），川芎 10g，生地黄 15g，桃仁 10g，红花 6g，延胡索 30g，失笑散 15g（包煎），乌药 15g。7 剂。

三诊：2014 年 1 月 15 日。患者前阶段出差，故未复诊。今来诉服上药后腹痛已除，腹胀仍有，矢气少，更衣形细而稀、不尽感，舌红，苔白腻罩黄，脉濡。

处方：炒当归 15g，乌药 20g，莪术 15g，砂仁 10g（后下），赤芍 15g，败酱草 20g，鸡血藤 20g，红藤 20g，茯苓 15g，牡丹皮 9g，桂枝 9g，桃仁 10g，土茯苓 30g，莱菔子 30g。10 剂。

四诊：2014 年 3 月 19 日。患者常年出差，不能按时复诊。今来诉服上药后腹胀有减，便已成形，然解之不畅，一二日一行，舌红，苔白腻罩黄，脉濡。

处方：当归 15g，莪术 15g，砂仁 10g（后下），赤芍 15g，败酱草 30g，鸡血藤 20g，红藤 30g，茯苓 15g，牡丹皮 9g，土茯苓 30g，冬葵子 15g，乌药 15g。14 剂。

按：肠内容物在肠道中通过受阻，称为肠梗阻，不完全性肠梗阻是指肠道还没有被完全阻塞，仍有部分食物、水、气体通过。本病属中医学"腹痛""腹胀""呕吐""肠结""关格"等范畴。中医药治疗不全性肠梗阻具有明显的优势，能显著改善症状，部分不全性肠梗阻可获逆转。本病多由肠道湿热酝酿而成，与气机失调，浊气不降有关。治疗腹痛，多以"通"字立法，但"通"者，绝非单指攻下通利，应依其证候的虚实寒热、在气在血，确定治法。本案初诊时热象不显，王师予柴胡疏肝散合桃红四物汤为基本方疏肝理气、活血化瘀，配以砂仁燥湿行气，苍术燥湿运脾，莪术活血理气，失笑散活血化瘀，延胡索活血定痛，共成疏肝理气、活血化瘀之剂，效果理想，腹痛缓解。莪术一味能行气止痛、消积散结、破血祛瘀，贾所学《药品化义》言其"味辛性烈，专攻气中之血，主破积消坚，去积聚癖块，经闭血瘀，扑损疼痛"，正合本案之病机。莪术破血之功在于其能行气，缪希雍《本草经疏》言其"气香烈，能调气通窍，窍利则邪无所容而散矣"。王好古言其"虽为泄剂，亦可益气"，蒋溶解释为"破气中之血，血涩于气中则气不通，此味能疏阳气以达于阴血，血达而气乃畅，故前人谓之益气"。王师临证喜用之，除用其破血，治瘀血所致诸症外，还用其行气治疗气滞所致诸症。治疗过程中症状、病机发生变化，以肠道湿热为主要表现，调整方药以清化湿热、活血理气，提示我们临床应时刻强调辨证施治。

（智屹惠整理）

腹痛案 2

胡某，女，64 岁，2010 年 5 月 6 日初诊。

主诉：肛管恶性黑色素瘤术后 1 年，腹痛 4 天。

现病史：患者 2009 年 5 月 7 日全麻下行肛管肿瘤根治术（Miles 术）。病理：肛管恶性黑色素瘤伴肠系膜淋巴结转移，腹股沟淋巴结转移。2 个月前 CT 检查发现盆腔淋巴结肿大（考虑肿瘤复发）。1 周前开始出现腹胀、左少腹疼痛，呈持续性，阵发性加重，伴肛门排便、排气减少，服用"果导""杜秘克"可缓解，2 天前出现高热（T 39.3℃），血常规示：WBC（白细胞）计数 8.0×10^9/L，NE%（中性粒细胞比例）80%，无咳嗽、咳痰，血生化检查无异常。舌红嫩，苔灰白腻，脉沉滑。

西医诊断：腹痛待查。①肠梗阻；②肿瘤侵犯肠系膜神经

中医诊断：腹痛

证型：气滞血瘀

治法：行气活血，清热通腑

处方：乌药 10g，槟榔 10g，木香 10g，沉香 6g，枳实 10g，川朴 10g，制大黄 6g，生白芍 15g，赤芍 15g，三叶青 15g，桃仁 10g，红藤 20g，牛蒡子 15g。3 剂。

二诊：2010 年 5 月 11 日。药后腑气得畅，更衣日行，便溏，唯便下量少，仍脐周隐隐作痛，午后低热，纳呆，魄门掣滞，舌淡红，苔薄白腻，脉软大。

处方：乌药 15g，槟榔 10g，木香 10g，沉香 6g，枳实 10g，川朴 10g，制

大黄 8g，生赤芍 20g，三叶青 15g，红藤 30g，生白术 30g，薏苡仁 30g，茯苓 30g。3 剂。

按：患者肛管黑色素瘤术后 1 年，发现盆腔淋巴结肿大 2 个月，现症腹胀、腹痛，并见更衣不畅、发热，舌红、苔灰白腻，脉沉滑，证属阳明腑实。经云："小大不利治其标。"《金匮要略》曰："痛而闭者，厚朴三物汤主之。"王师以六磨饮子合厚朴三物汤行气通腑，并参用桂枝加芍药汤之意，重用赤、白芍活血缓急通腑。因患者术后 1 年，虑其瘀热互结，加用桃仁、红藤活血化瘀，三叶青清热凉血，更以牛蒡子宣肺通腑、提壶揭盖。二诊：患者腑气得畅，而便溏、纳呆、魄门掣滞，原方去桃仁、牛蒡子，加大剂生白术益气通腑，薏苡仁、茯苓健脾化湿。

（沈淑华、林友宝整理）

腹痛案 3

陈某，女，7 岁，2012 年 9 月 18 日初诊。

主诉：腹痛近半年。

现病史：脐周疼痛间歇性发作，晨起为甚，已近半年，大便稍干，一二日一行，纳呆，舌淡红，苔薄白腻，脉滑。当地 B 超示：腹腔肠系膜多发淋巴结。

西医诊断：肠系膜淋巴结炎

中医诊断：腹痛

证型：脾虚夹滞

治法：健脾导滞

处方：党参 10g，白术 10g，白芍 10g，甘草 6g，槟榔 6g，陈皮 9g，枳壳 6g，木香 6g，鸡内金 10g，麦芽 15g，炒山楂 12g。7 剂。

二诊：2012 年 9 月 26 日。家属代诉：药后腹痛明显减轻，矢气较多，纳谷渐增。

处方：党参 10g，白术 10g，白芍 10g，甘草 6g，鸡内金 12g，麦芽 15g，炒山楂 15g，槟榔 6g，陈皮 9g，枳壳 6g，木香 6g，连翘 10g。7 剂。

按： 小儿腹痛，实多虚少。实者多因寒、食、虫所致，虚者多为脾虚，或肾虚。实者多急，痛有定处，拒按，食后为甚；虚者多缓，其痛无定处，喜按，饥时则作。王师认为该患儿脐腹疼痛已久，且晨起为甚，属肝旺脾虚。清晨肝气渐旺，若脾气虚弱，则肝气横逆犯脾，故致脐腹疼痛。小儿脾常不足，脾胃虚弱，运化不及，易致食积停滞，故可见纳呆、便干。方中党参、白术益气健脾，白芍、甘草柔肝缓急止痛，陈皮、枳壳、木香行气化湿，鸡内金、炒山楂、麦芽消食和胃。诸药合用则腑气通畅，脾胃健运，肝气条达而腹痛自止。

（沈淑华、林友宝整理）

便秘案 1

李某，女，28 岁，2012 年 9 月 6 日初诊。

主诉：排便困难 2 年余。

现病史：2 年来更衣干结艰涩不畅，二三日至五六日一行，量少，欲便不得出，伴腹胀，胸胁胀满疼痛，肠鸣矢气，纳食减少，甚则躁扰烦热，舌红，苔薄黄略腻，脉滑。于当地医院做肠镜未见明显异常。

西医诊断：慢性便秘

中医诊断：便秘

证型：肝脾气滞，腑气不通

治法：顺气导滞，养血润肠

处方：木香 10g，槟榔 10g，枳壳 10g，乌药 15g，厚朴 10g，生白术 30g，当归 24g，鸡血藤 60g，肉苁蓉 25g，杏仁 10g，瓜蒌仁 15g。14 剂。

二诊：2012 年 9 月 21 日。患者诉更衣转为日行，唯通而不畅，腹胀有减，胸胁胀满疼痛亦有所缓解，舌红，苔薄白略腻，脉滑。上方获效，治法如前，守方 14 剂。

三诊：2012 年 10 月 4 日。患者面带喜色，诉更衣已顺畅，日一行，腹胀显减，胸胁胀痛已消，舌淡红，苔薄白。守方 7 剂。

按: 便秘是指粪便在肠内滞留过久,秘结不通,排便周期延长;或周期不长,但粪质干结,排出困难;或虽有便意,但通而不畅。便秘主要关乎饮食、情志、年龄、外邪等,性质亦有寒热虚实之别,正如《圣济总录·卷第九十七·大便秘涩》云:"大便秘涩,盖非一证,皆荣卫不调,阴阳之气相持也。若风气壅滞,肠胃干涩,是谓风秘。胃蕴客热,口糜体黄,是谓热秘。下焦虚冷,窘迫后重,是谓冷秘。或因病后重亡津液,或因老弱血气不足,是谓虚秘。或肾虚小水过多,大肠枯竭,渴而多秘者,亡津液也。或胃实燥结,时作寒热者,中有宿食也。治法虽宜和顺阴阳,然疏风散滞、去热除冷、导引补虚之法,不可偏废,当审其证以治之。"

本例患者更衣不畅数年,同时伴腹胀,胸胁胀痛等肝气不疏的表现。气有余便是火,气机不畅,郁久化热伤津,遂至糟粕停留,排出不畅。遂用五磨饮子加减疏肝理气,顺气导滞,兼以养血润肠治法。

值得一提的是,王师诊治便秘患者,从不首用大黄。大肠传导失常是本病发生的关键,"六腑以通为用",故治以通下为主,但通下不等同于泻法,正如清代名医谢映庐所云:"治大便不通,仅用大黄、巴霜之药,奚难之有?但攻法颇多。古人有通气之法,有逐血之法,有疏风润燥之法,有流行肺气之法。气虚多汗,则有补中益气之法;阴气凝结,则有开冰解冻之法。且有导法、熨法,无非通也,岂仅大黄、巴霜已哉。"必当详辨虚实寒热,灵活运用,方可收得良效。

(朱平整理)

便秘案2

董某,男,74岁,2014年8月14日初诊。

主诉: 便秘伴舌肿近1年。

现病史: 患者1年来更衣二三日一行,干结如粒,自服当地某草药后稍有缓解,伴舌肿而痛,手臂皮肤红斑瘙痒,舌胖大而红暗,苔黄腻,脉弦滑数。

西医诊断: 慢性便秘

中医诊断：便秘

证型：胃肠积热

治法：清热泻火

处方：金银花 15g，连翘 12g，甘草 10g，牛蒡子 10g，制大黄 10g，枳壳 10g，厚朴 10g，火麻仁 30g，石膏 15g，知母 15g，玄明粉 3g（冲）。7 剂。

二诊：2014 年 9 月 1 日。家属代诉：药后更衣日行，舌肿痛显减。守方 14 剂，另嘱糜粥自养。

按： 患者年逾古稀，体质尚健，欲便不能，数日一行，舌胖厚实而红暗，苔黄腻，加之脉弦滑数，阳明腑热之象备矣。热壅于阳明腑内而不得泻，转而外攻肌表，故见手臂皮肤红斑瘙痒，内外热气弥漫矣。故王师以大承气汤攻里实，白虎汤泻弥漫之热，银花、连翘、牛蒡子助白虎汤清透气分之热，与清营汤用银、翘之意颇同。热结未重，结屎未成，故玄明粉只用 3g，而重用火麻仁以润肠通便，助其泄热而不伤正。此案承气、白虎同用，两泻其热，力大势猛，一药奏功。所谓合方治重病，本案热气弥漫，久居不去，已有欲结之象（大便不畅，数日一行），故清下同用，急去其热，嗣后当再以饮食缓调之，此治病缓急之法也。

（孙洁整理）

便秘案 3

廖者，女，94 岁，2009 年 8 月 13 日初诊。

主诉：便秘伴目赤 2 月余。

现病史：2 个月来脘腹胀满，大便干结，三四日一行，胃纳不馨，右目红赤疼痛，舌红，苔黄薄腻，脉弦硬。

西医诊断：慢性便秘

中医诊断：便秘

证型：肝经郁热

治法：清肝通腑

处方：柴胡 9g，龙胆草 9g，菊花 10g，桑叶 15g，决明子 30g，青葙子 15g，苁蓉 30g，生地黄 24g，生白芍 30g，厚朴 10g，枳壳 10g，制大黄（后下）6g。7 剂。

二诊：2019 年 8 月 20 日。服上方 7 剂目赤肿痛已消，更衣日行，腹胀显减，纳食渐增，舌红，苔黄薄腻，脉弦滑。守方去制大黄，加砂仁（后下）6g，续服 7 剂。

按： 王师认为，鲐背之年，五脏俱衰，精血不足，肠枯失润，大便干结；肝家气火本旺，故目痛；脾运失健，则现脘胀、纳呆。方以大剂苁蓉益肾填精、润肠通便，并重用生地黄、生白芍养血柔肝、润肠通腑；柴胡、龙胆草、桑叶、菊花、决明子、青葙子泄肝之用；更以小剂厚朴三物汤行气除满。药后显效，二诊去峻猛之制大黄以防耗伤脾气，加砂仁以增运脾醒胃之功。

（沈淑华整理）

便秘案 4

方某，男，50 岁，2014 年 2 月 18 日初诊。

主诉：间歇性排便困难 10 余年。

现病史：10 余年反复间歇性大便干结，三四日一行，心情怫郁，入睡困难，胃纳尚可，舌淡红，苔黄腻，脉细弦。

西医诊断：慢性便秘

中医诊断：便秘

证型：肝郁血虚

治法：疏肝养血，润肠通便

处方：柴胡 9g，当归 15g，郁金 12g，炒枣仁 30g（打碎），知母 10g，川芎 9g，茯神 15g，甘草 6g，火麻仁 30g，生白术 10g，枳壳 10g，合欢皮 15g，刺五加 15g，丹参 15g，生地黄 15g。7 剂。

二诊：2014 年 2 月 25 日。更衣较前顺畅，入睡亦转佳，舌淡红，苔薄黄，脉细弦。

处方：柴胡 9g，当归 15g，郁金 12g，炒枣仁 30g（打碎），知母 10g，川芎 9g，茯神 15g，甘草 6g，火麻仁 30g，生白术 12g，枳壳 10g，合欢皮 12g，刺五加 15g，丹参 15g，生地黄 15g。7 剂。

按：本案久患便秘，时或自解，故虽实亦必兼虚。入睡困难，脉细弦，当是血虚便秘为主，故治以疏肝养血，润肠通便。王师以逍遥散合酸枣仁汤治之。方中柴胡、郁金、合欢皮疏肝，当归、生地黄、川芎、丹参养血，枣仁、茯神安神，白术、甘草健脾益气，以助胃气通降，丹参活血，枳壳行气，更加火麻仁 30g 以通便润燥。

（孙洁整理）

便秘案 5

陈某，女，44 岁，2014 年 9 月 7 日初诊。

主诉：排便困难 2 年。

现病史：便干如粒、三日一行，夜寐欠安，面色萎黄，两颊褐斑点点。经行量少，较前提前，末次月经时间：2014 年 8 月 22 日，色质尚可。舌淡红，苔根淡黄腻，脉沉细。

西医诊断：慢性便秘、黄褐斑

中医诊断：便秘、黧黑斑

证型：血虚肠燥

治法：养血润燥

处方：当归 24g，苁蓉 20g，火麻仁 30g，柏子仁 15g，瓜蒌仁 10g，小胡麻 15g，陈皮 9g，大腹皮 15g，桃仁 10g，杏仁 10g。7 剂。

二诊：2014 年 9 月 15 日。更衣日行，便通畅，寐劣有减，舌红嫩，苔薄黄，脉沉细。

处方：当归 24g，苁蓉 20g，火麻仁 30g，柏子仁 15g，瓜蒌仁 10g，小胡麻 12g，陈皮 10g，大腹皮 15g，桃仁 10g，杏仁 10g，制香附 10g。7 剂。

三诊：2014 年 11 月 30 日。更衣日行，面部褐斑有减，寐欠安，舌淡红，苔薄白腻，脉细软。

处方：当归 24g，苁蓉 20g，火麻仁 30g，柏子仁 15g，小胡麻 12g，桃仁 10g，炒枣仁 30g（打碎），牡丹皮 9g，玫瑰花 6g，赤芍 10g，丹参 15g，陈皮 9g，香附 10g，仙茅 9g，淫羊藿 15g。7 剂。

四诊：2014 年 12 月 7 日。更衣日行，面部褐斑趋淡，夜寐尚安，舌淡红，苔薄白腻，脉细滑。

处方：当归 24g，苁蓉 20g，火麻仁 30g，小胡麻 12g，桃仁 10g，牡丹皮 9g，白槿花 6g，赤芍 10g，丹参 15g，陈皮 9g，香附 12g，仙茅 9g，淫羊藿 15g，川芎 9g，生地黄 15g。14 剂。

按：便秘乃大肠传导功能失司使然，或因气机郁滞，腑气不降；或因脾胃气虚，传导无力；或因津血不足，无水舟停。虽非急危重症，但由便秘可致心情烦躁、面生褐斑、夜寐不安等多种兼症，令患者感到痛苦万分。本例患者便干如粒，兼有面色萎黄、经行量少、脉来沉细等血虚见症，属血虚便秘范畴。血虚津液不能滋润大肠，导致大便排出困难。《医学心悟·大便不通》谓："若老人精血不足，新产妇人气血干枯，以致肠胃不润，此虚闭也，四物汤加松子仁、柏子仁、肉苁蓉、枸杞、人乳之类以润之，或以蜜煎导而通之。"本例患者以五仁丸为基本方加减养血润肠，陈皮、大腹皮行气导滞，当归、桃仁、小胡麻养血行血、润肠调经。药后腑气得通，患者便秘症状缓解，曾一度未再就诊，然数月后发现，更衣顺畅后，面部褐斑减退，遂再来就诊。

便秘与黄褐斑都是临床上的常见病，本案两症同时出现，其病理机制亦有一致性，王师用养血润肠之法调治，更衣得畅，面部黧斑亦得显减。盖肺与大肠相表里，肺合皮毛；大肠既复传导之能，肺亦得复治节之功，气血得畅，肌肤得养，故有斯效。

（智屹惠整理）

便秘案 6

陈某，男，80 岁，2013 年 1 月 8 日初诊。

主诉：腹胀便秘 2 个月。

现病史：左下腹胀滞不适，夜间尤甚，矢气不畅，通而即舒，大便秘结，三四日一行，舌红胖淡，苔净，中有剥迹，脉细数。

西医诊断：慢性便秘

中医诊断：便秘

证型：气血不足，肠道失濡

治法：益气养血，理气通便

处方：当归 15g，生白芍 30g，生晒参 6g，生白术 30g，厚朴 10g，枳壳 10g，大腹皮 30g，砂仁 6g（后下），乌药 10g，桑叶 15g，桑椹子 30g，佛手片 10g，桃仁、杏仁各 10g（打），牛蒡子 10g（打）。12 剂。

二诊：2013 年 2 月 13 日。药后腹胀显减，更衣通畅，舌质偏红，苔净，脉细数。

处方：当归 15g，生白芍 30g，生晒参 6g，生白术 30g，厚朴 10g，大腹皮 15g，砂仁 6g（后下），杏仁 10g，桃仁 10g，牛蒡子 12g，桑椹子 20g，枸杞子 30g，特二级石斛 12g（先煎），玄参 15g，熟地黄 15g。7 剂。

按： 老年功能性便秘以脾虚气陷津亏者为多。临床上常有患者或医者，贪图一时之快，妄用攻下法，岂知更加伤津耗气，造成气机下陷，中焦气机升降不利，大肠腑气不通，便秘愈加严重。

该患者虽表现为气滞便秘，但已是耄耋之年，脏腑功能已衰，气血阴阳不足，气虚无力推动，血虚失于濡养，肠道功能失司，而见便秘。治疗上切忌一味行气破气，通里攻下，当消补兼施。在选用通腑药时尤当注意，本案用大剂量当归、生白芍、桑椹子、枸杞子以养血通腑；大剂量生白术健脾益气通腑；桃仁、杏仁、牛蒡子润肠通腑，其中杏仁、牛蒡子又寓"提壶揭盖"之意，再伍以行气之品，共奏益气养血、行气润肠之功，达到胀消腑通之目的。王师临床治疗慢性便秘时多重用生白术，用量可达 40～60g。

（智屹惠整理）

【王师评语】

便秘是指大便秘结不通，排便时间延长，或欲大便而艰涩不畅的一种病证。早在《伤寒论》中就有阴结、阳结、脾约等病名，其后复有风秘、气秘、热秘、寒秘、湿秘等名称，张景岳嫌其"立名太烦"，主张按阴阳分为阴结、阳结二证，有火者为阳结，无火者为阴结。便秘乃大肠传导功能失司使然，或因气机郁滞，腑气不降；或因脾胃气虚，传导无力；或因津血不足，无水舟停。治疗不外宣肺、泻下、降气、润燥、益气等法。许多非泻下药物本身或在大剂量使用之时亦有通便之功，应加以关注。如宣肺润肠者有牛蒡子、杏仁、紫菀等，清肝通便者有决明子、柴胡、芦荟、夏枯草、桑叶等，行气通便者有大腹皮、槟榔等，补益润肠者有熟地黄、当归、苁蓉、生白术、生白芍、制黄精、女贞子等。

常用生白术治便秘，实得益于早年读魏龙骧文章的启发。溯源之，竟出自《伤寒论》174条"伤寒八九日，风湿相搏……若其人大便硬，小便自利者，去桂加白术汤主之。"学习经典之重要可见一斑。我在临床应用时，凡属虚秘，无实证、热象者均可用之；有明确脾虚不运，或不为胃行其津液者用之更佳；配伍行气药则通便效果更好。

泄泻案1

刘某，男，17岁，2017年11月3日。

主诉：腹痛腹泻伴低热1月余。

现病史：患者1个月来反复腹痛、腹泻，日三四行，有时便中带黏液，伴后重感，便后腹痛可缓解，体温波动在37.4～37.7℃。外院肠镜示：溃疡性结肠炎，病理：黏膜呈炎性反应，可见糜烂、水肿。予以口服美沙拉嗪、甲泼尼松龙等药物。刻诊：神疲乏力，形体消瘦，面色萎黄，舌红嫩，苔黄腻，脉细濡。

西医诊断：溃疡性结肠炎

中医诊断：泄泻

证型：肝脾不和，湿热内蕴

治法：调和肝脾，清热化湿

处方：炒白术 12g，炒白芍 12g，炒防风 12g，炒黄芩 12g，川楝皮 12g，桔梗 12g，炒葛根 15g，茯苓 15g，仙鹤草 30g，生黄芪 30g，马齿苋 30g，炒黄连 6g，生甘草 6g。10 剂。

灌肠方：蒲公英 15g，苦参 10g，黄柏、白及各 10g，云南白药 4g。前四药煎浓汁 100～150mL，匀入云南白药后，每晚保留灌肠。10 剂。

另嘱饮食、情志等将息调摄。

二诊：2017 年 11 月 14 日，大便较前明显成形，日一行，精神转佳，体温已降至正常，唯腹部偶有胀满，舌淡红，苔薄黄，脉细缓。内服方易黄芪为太子参 15g，灌肠方同前。各 10 剂。

守方 2 月余，电话随访，诉症状已明显缓解。

按：患者素体脾胃虚弱，故形体消瘦、面色萎黄、腹泻；土虚木乘，故间或腹痛；舌质红嫩、苔黄腻、脉细濡乃湿热内阻之象；内镜下则为"内痈"表现。内服汤药王师以痛泻要方合葛根芩连汤加减调和肝脾、清化湿热为法；另以仙桔汤之仙鹤草伍黄芪、白术甘温健中，桔梗伍葛根鼓舞清气上升；川楝皮、马齿苋则更助芩、连清热之功。与此同时，王师予以灌肠方祛邪扶正，外治之法既能直达病所，又无耗伤脾气之虑，是故"良工亦不废外治"，而常"以外治佐内治"。将息调摄，则更是促进疾病痊愈而防其瘥后复发，故收效颇佳。

（沈淑华、江张曦整理）

泄泻案 2

王某，女，56 岁，2015 年 2 月 17 日初诊。

主诉：反复腹泻 2 年余。

现病史：稍进冷食即腹痛作泄，泻后痛减，舌质淡红，苔薄中剥，脉滑而无力。

西医诊断：肠易激综合征－腹泻型

中医诊断：泄泻

证型：脾虚湿热

治法：健脾温阳，清化湿热

处方：党参15g，苍术、白术各6g，干姜6g，炙甘草5g，白芍12g，炒黄连3g，蒲公英12g，吴茱萸3g，炒黄芪15g，建神曲10g，鸡内金10g。7剂。

二诊：2015年2月23日。服药四剂后诸症皆减，舌脉如前。

处方：党参15g，苍术、白术各6g，干姜6g，炙甘草5g，白芍12g，炒黄连3g，蒲公英12g，吴茱萸3g，炒黄芪15g，建神曲10g，鸡内金10g，谷芽、麦芽各15g。7剂。

按： 肠易激综合征－腹泻型常有腹痛、腹泻，泻后痛减的特点。"泻责之于脾，痛责之于肝"，肝旺脾虚是其常见病机，痛泻要方是治疗此证的经典方剂。但伤食泻、湿热泻等也可见腹痛、腹泻等症状，临床尚需详辨。本案患者素体脾胃虚寒，故遇冷则泻；脾胃虚弱，运化无力，饮食成积，酿湿化热，而成虚实夹杂之证。王师以连理汤加减治之，方中理中汤加黄芪、吴茱萸健脾温阳；神曲、鸡内金消食化积；黄连、蒲公英、苍术清热化湿；加白芍取痛泻要方抑木扶土之意。二诊患者诸症有减，前方加谷、麦芽健脾消食。

（沈淑华整理）

泄泻案3

岑某，女，65岁，2013年7月4日初诊。

主诉：腹泻1月余。

现病史：患者早年丧夫，独立抚养4个子女，家务操劳，饮食失节，身体羸弱。1990年因呕血发现胃平滑肌肉瘤，于某医院行胃次全切除＋脾、胰尾切除术（R^{2+}），毕Ⅱ式手术，病理提示：胃平滑肌肉瘤，侵及胰尾、腹主动脉周围淋巴结，低－中度恶性。此后一直食少便溏，甚则泄泻。约1月前因饮食不节，复感风寒而作腹泻，血常规、大便常规及潜血、肠镜等检查未见明显异常。刻诊：腹泻，日六七行，泻下清稀，伴腹痛，面色㿠白，形体消瘦，不思饮食，食之甚少，间歇性头晕，寐劣，舌淡白，苔薄白，脉沉弱。

西医诊断：功能性腹泻

中医诊断：泄泻

证型：脾胃虚弱，中气下陷

治法：健脾益气，升阳止泻

处方：炒党参 30g，炒白术 10g，苍术 15g，猪苓、茯苓各 15g，炙甘草 6g，炒葛根 12g，煨木香 3g，云液 6g（吞），谷芽、麦芽各 30g。3 剂。

二诊：2013 年 7 月 8 日。药后腹泻次数明显减少，日二三行，仍伴腹痛，已可少量进食，仍有头晕，胫酸，不耐站立，舌淡白，苔薄白，脉沉弱。效不更方。

处方：炒党参 30g，炒白术 10g，苍术 10g，猪苓、茯苓各 15g，炙甘草 6g，炒葛根 15g，煨木香 3g，云液 6g（吞），谷芽、麦芽各 30g，炒当归 6g，炒白芍 10g。7 剂。

三诊：2013 年 7 月 16 日。腹泻、胫酸已止，近来外感，流清涕，仍有寐劣，舌淡红，苔薄白，脉沉弱。

处方：炒党参 30g，炒白术 10g，苍术 10g，猪苓、茯苓各 15g，甘草 6g，炒葛根 15g，苏叶 10g，煨木香 3g，云液 3g（吞），谷芽、麦芽各 30g，鸡内金 12g，蒲公英 15g，北秫米 15g（包煎），制半夏 10g。7 剂。

四诊：2013 年 7 月 25 日。家属代述：上方服完后，自觉无明显不适，故停药。停药后又有腹痛、脚麻，进食水果则腹泻，可进食少量瘦肉。

处方：上方加木瓜 10g。7 剂。

其后患者继服健脾益气方调理月余，慎调饮食，诸症相继皆安，形体稍丰。

按：患者反复腹泻 10 年，属中医"慢性泄泻"范畴。患者长期操劳，饮食不节，家境不裕，营养不良，身体羸弱，复因胃部大手术耗伤正气，失于调摄，而致脾胃虚弱，正气更亏。此次发病，乃饮食不节，复感风寒，而致泄泻，迁延1月不愈。诸项检查虽未见明显器质性病变，但脾胃虚馁、中气下陷，实非轻症。脾胃不运不化，若径用峻补之品，胃不消磨，脾不升清，徒致湿浊内蕴。王师以钱乙七味白术散健脾益气、升清止泻，谷、麦芽醒胃助运。云液乃云母所制，与阳起石所出相同，亦能温肾壮阳，补火助土，且固涩止泻而不留邪，故久泻之人，王师每常用之。二诊见小腹隐痛，加归、芍缓急止痛，增炒葛根量以升清止泻；三诊时述及寐劣，知为土虚木乘，痰浊扰心，予半夏秫米汤和胃安神。

（智屹惠整理）

泄泻案4

陈某，女，64岁，2014年5月20日初诊。

主诉：反复腹泻10余年。

现病史：大便溏泻10余年，日三四行，时呈黏液、鱼冻样，多以进食油腻食物而发，伴口腻不适，当地肠镜检查无殊，发作时服用黄连素或氟哌酸、蒙脱石可缓解。情怀郁拂，舌质红嫩，苔薄净，中略白，脉弦滑数。

西医诊断：功能性腹泻

中医诊断：泄泻

证型：肝脾不和，大肠湿热

治法：调肝健脾，清化湿热

处方：炒白术12g，炒白芍12g，防风9g，陈皮12g，地锦草15g，马齿苋15g，炒黄连3g，大黄炭3g，炒薏苡仁12g，芡实12g，莲子12g，山药12g，麦芽15g。7剂。

二诊：2014年6月26日。前方奏效，诸症较前减轻，大便溏薄时作，时伴排便不尽感，舌质淡红，苔薄白，脉弦滑。

处方：炒白术12g，炒白芍12g，防风9g，陈皮12g，地锦草15g，马齿苋15g，炒黄连3g，大黄炭3g，炒薏苡仁12g，芡实12g，莲子12g，山药

12g，麦芽 15g，仙鹤草 15g。7 剂。

按：本例患者为中老年女性，病情反复十数载，每于饮食不慎而发，言语之间流露紧张担忧癌变之虑。病程迁延以致脾胃虚弱，土弱木乘，肝脾不和，运化水湿失健而积湿生热，故见口腻不适、舌质红嫩、脉弦滑数之症。湿热为标，故发作时服用黄连素等苦寒之品均能奏效。但脾胃虚弱，肝脾不和之本未能纠正，故病情反复发作未愈。王师在痛泻要方基础上加地锦草、马齿苋、炒黄连、大黄炭等兼以清利大肠湿热，以达抑肝扶脾止泻之功。

（蔡利军整理）

 【王师评语】

泄泻，临证以暴泻、久泻为总纲。暴泻多以外邪困脾所致。六淫之中，主责之以湿，湿盛困脾，寒、火、暑、风夹杂其中。饮食所伤常为诱因。治暴泻以祛邪运脾为大法，或芳香运脾化湿，用藿香正气散；或清热化湿，用葛根芩连汤等；或温化寒湿，胃苓汤之属；或消食导滞，保和丸为首选。久泻必因脾虚，脾虚则湿蕴，遂成虚实夹杂之证，治久泻以健脾化湿为大法，常用参苓白术散、七味白术散、补中益气丸、资生丸为主方调治。若为肝木乘脾土，又当抑肝扶脾，痛泻要方主之。火不暖土者，四神、理中调治，虚实夹杂，寒热并见者，乌梅丸、仙桔汤每获良效。固涩之品，遵止泻而不留邪之旨，暴泻慎用，久泻择用；如石榴皮、肉果、云液、山药、芡实之属，止泻兼以扶正，临证则可选用。

伏梁案

朱某，女，51 岁，2015 年 5 月 22 日初诊。

主诉：神疲乏力半月余。

病史：2014 年 4 月因出现腹部疼痛伴皮肤巩膜黄染，于外院行全腹增强 CT 检查，诊断为胰头癌，遂于 5 月 7 日行 Whipple（胰十二指肠切除术）手术。术后病理：胰腺癌高 - 中分化，无淋巴结转移。既往有胆石症胆囊切除病史。刻诊：神疲乏力，大便稀溏，夜间盗汗，情绪低落，舌淡红边尖红赤，苔薄黄腻，脉细缓。

西医诊断：胰腺癌术后、胆石症胆囊切除术后

中医诊断：伏梁

证型：气阴不足，湿毒内蕴

治法：益气养阴，清热解毒

处方：太子参15g，生白术12g，茯苓15g，甘草6g，半枝莲12g，白花蛇舌草12g，石见穿12g，柴胡6g，郁金12g，薏苡仁30g，山药15g，虎杖根15g，焦山栀6g，茵陈12g，仙鹤草15g。21剂。

二诊：2015年6月11日。精神明显转佳，胃纳可，大便正常，舌淡红，苔黄糙，脉细缓。

处方：太子参15g，生白术12g，茯苓15g，甘草6g，半枝莲15g，白花蛇舌草15g，石见穿15g，柴胡9g，郁金15g，薏苡仁30g，山药15g，虎杖根15g，焦山栀9g，茵陈15g，仙鹤草30g，大枣15g，鲜铁皮石斛9g（先煎），蟾蜍皮6g。7剂。

三诊：2015年6月18日。诸症缓解，遂守方再进。

患者长期坚持服用中药治疗，至今随访仍健在。

按：中医学中并无"胰腺癌"一词，相关症状分属于"伏梁""积聚""黄疸"等病证中。如《难经·五十六难》中云："心之积名曰伏梁，起脐上，大如臂，上至心下，久不愈。"《医经原旨》谓其"上下左右皆有根，名曰伏梁，裹大脓血，居肠胃之外，不可治"。胰腺癌的病因病机包括内外两个方面：内因主要包括饮食失节、脾胃受损，脾虚生湿、湿郁化热、热毒内蓄，更因七情失调、肝气不舒、气机不畅、气滞血瘀；外因为湿热毒邪侵入人体。内、外因致湿、热、瘀、毒互结，久之积而成瘤。胰腺癌脾虚为本，术后更甚，遂以四君子汤为主方加减补益脾胃、扶正祛邪，加山药、薏苡仁、仙鹤草以增健脾化湿之效；邪毒内蕴，故以茵陈蒿汤（虎杖根易大黄以减泻下之力，而增清热之功）合白花蛇舌草、半枝莲、石见穿清化湿热、解毒活血；久病气机郁结，故

以柴胡、郁金疏散气机。二诊诸症平稳，守方再进，并加大枣、铁皮石斛、蟾蜍皮扶正祛邪，以防癌毒复发。

（沈淑华、王雨墨、江张曦整理）

心　系

胸痹案

郑某，男性，53岁，2013年5月25日初诊。

主诉：反复左胸前区胸闷胸痛3年余。

现病史：患者于2009年12月7日早晨突发胸痛，呈压榨样，自服丹参滴丸7粒后疼痛无缓解，伴大汗、恶心欲吐，自测血压70/50mmHg，伴有头晕，站立时突发晕厥数分钟，送当地医院，诊断为急性广泛前壁心肌梗死，急诊行冠脉造影术+PTCA+支架植入术，术中见LAD中段全闭，RCA锐缘支近段狭窄60%，分别于LAD中段及近段置入支架各一枚。术后长期服用拜阿司灵、氯吡格雷、立普妥、卡维地洛等药物。仍反复间断出现胸闷胸痛，主要在左前胸心前区，有手掌大小范围，常放射至左肩、左臂内侧，与活动劳累、情绪激动关联，每次持续5分钟，休息后症状缓解。胸闷胸痛发作时曾自行服用速效救心丸，2～3分钟症状明显改善。心脏彩超提示左室心尖部局部室壁瘤，左室射血分数（EF值）呈进行性下降：2011年4月27日为61%，2012年5月11日为55%，2013年4月27日为40%，2013年5月24日为34%。自患病来精神、饮食、睡眠欠佳，有便秘史10余年，长期依赖麻仁丸，小便尚可，体重无明显改变，体力渐下降。刻诊：面色萎黄，口唇淡紫，入冬畏寒，舌质淡紫略胖，苔薄白腻根黄，脉缓。

西医诊断：急性ST段抬高型心肌梗死PCI术后，室壁瘤，慢性心功能不全，慢性便秘

中医诊断：胸痹

证型：心阳不足，痰瘀互阻

治法：益气通阳，化痰祛瘀

处方：生黄芪20g，桂枝9g，瓜蒌皮15g，薤白15g，姜半夏12g，紫丹参20g，檀香5g（后下），生晒参9g，葶苈子9g（包煎），参三七6g，当归12g，川芎10g，葛根20g，片姜黄12g，火麻仁30g。7剂。

二诊：2013年6月1日。药后胸闷、胸痛有减，舌淡红，苔薄白腻，脉缓。

处方：黄芪加量至30g，丹参加至30g，葶苈子加至12g，参三七加至8g，葛根加至30g，当归加至15g。余药同上。14剂。

三诊：2013年6月15日。自觉精神转佳，胸闷不著，心下隐痛未作，活动量有增，口唇紫色转淡，舌淡红，苔薄白腻，脉缓。

处方：守上方，黄芪加量至40g。14剂。

四诊：2013年7月1日。胸闷气憋已消，胸痛未作，活动有增，面色荣润，口唇转红，舌质淡红，苔薄根白腻，脉缓。

处方：守上方，黄芪加量至50g。14剂。

五诊：2013年7月20日。无明显胸闷、胸痛，舌淡红，苔薄白，脉缓。7月19日复查心超EF值54%。

处方：守上方。14剂。

按：此案中患者主诉左胸憋闷隐痛，根据这一主症，可辨其中医病名为胸痹。胸痹病名出自《金匮要略·胸痹心痛短气病脉证治》，胸痹为病名，心痛短气为症状。胸阳不振，气机升降失司，浊邪上乘，痰瘀搏结，不通则痛。急则治其标，缓则治其本，治标在于化痰祛瘀，治本在于益气通阳。本病是标本同病，故当标本兼顾。王师以黄芪桂枝五物汤合瓜蒌薤白半夏汤、丹参饮益气通阳、化痰祛瘀，三方合用则补泻兼施、气血互调。气为血之帅，气旺则血行，故在治疗过程中，王师渐次增加黄芪用量至50g。前后加减治疗近2月后复查心脏彩照，心脏射血分数已恢复至54%，各种症状也得到了明显的改善。

（林友宝、沈淑华、王雨墨整理）

心悸案

冯某，男，30岁，2015年2月18日初诊。

主诉：心悸3月余。

现病史：3个月前接到恐吓电话后出现心率加快（HR 150次/分），胸闷、心悸，1个月前外感发热后心悸加重，外院心脏彩超、心电图等未见明显异常。

刻诊：胸闷心悸，寐劣早醒，神疲乏力，咽部异物感，舌红，苔薄白，脉细数。

西医诊断：惊恐发作

中医诊断：心悸

证型：心肝阴虚，虚热为扰

治法：滋阴清热，镇惊安神

方药：炒枣仁30g（打碎），知母6g，川芎10g，茯苓15g，淡竹叶15g，生地黄15g，百合15g，龙齿30g（先煎），煅磁石30g（先煎），甘松10g，夜交藤20g。7剂。

二诊：2015年3月11日。心悸、寐劣有减，体力亦增，然仍有胸闷、咽喉异物感，舌质淡红，苔薄白，脉缓。

方药：炒枣仁30g（打碎），知母6g，川芎10g，茯苓15g，淡竹叶15g，生地黄15g，百合15g，龙齿30g（先煎），煅磁石30g（先煎），甘松10g，夜交藤20g，香附10g，佛手片10g。7剂。

三诊：2015年3月25日。诸症有减，守方14剂。

按：心悸有惊悸、怔忡之分。惊悸者，忽然若有所惊，惕惕然心中不宁，其动也有时。怔忡者，心中惕惕然，动摇不静，其作也无时。惊悸者，病轻；怔忡者，病重。《止园医话》认为："心悸此症在热病中最多……此时心力抵抗病邪，有不足之势，医者用药，应格外注意。"值得参考。

本案患者当属惊悸，惊则伤心，恐则伤肾，复致外感，或汗出太过，或用药不当，而致心肝阴虚，虚热内扰而惊悸时作，王师以滋阴清热、镇惊安神法治之。方中酸枣仁汤滋养心肝，百合地黄汤滋阴清热，加夜交藤助酸枣仁、百合地黄养心安神，淡竹叶清心利尿，龙齿、磁石镇惊安神。方中甘松理气止痛、健脾醒胃，且现代药理学显示其有镇静、抗心律失常的作用。二诊仍有胸闷、咽喉异物感，故加佛手、香附疏肝行气。三诊时患者诸症平稳，故原方加减再进。

（沈淑华、林友宝整理）

不寐案 1

姚某，男，58 岁，2013 年 2 月 26 日初诊。

主诉：夜寐噩梦 2 年余。

现病史：2 年来夜寐噩梦纷纭，梦呓惊叫，舌红暗，苔白腻，脉滑大。既往史：垂体瘤术后 2 年、高脂血症病史 3 年、糖尿病病史 3 年。

西医诊断：失眠、垂体瘤术后、高脂血症、糖尿病

中医诊断：不寐

证型：痰浊内扰，神明失安

治法：化痰安神

处方：莪术 12g，苍术 12g，茯苓 15g，白术 12g，三七粉 3g（吞），肉桂粉 1g（吞），制胆星 10g，制半夏 12g，石菖蒲 10g，郁金 15g，香附 10g，淡竹茹 20g，绞股蓝 30g，龙齿 30g，紫贝齿 30g。14 剂。

二诊：2013 年 3 月 19 日。多梦、夜寐易惊有减，舌红嫩，苔白略腻，脉滑。

处方：莪术 12g，苍术 12g，茯苓 15g，白术 12g，三七粉 3g（吞），肉桂粉 1g（吞），制半夏 12g，石菖蒲 12g，郁金 15g，绞股蓝 30g，龙齿 30g，紫贝齿 30g，炒枣仁 30g（打碎），柏子仁 15g，远志筒 12g。7 剂。

三诊：2013 年 4 月 10 日。夜寐易惊、多梦显减，舌淡红略暗，苔薄白，脉滑。

处方：莪术 12g，苍术 12g，茯苓 15g，白术 12g，制半夏 12g，石菖蒲 12g，郁金 15g，香附 10g，绞股蓝 30g，龙齿 30g，紫贝齿 30g，炒枣仁 30g

（砸碎），柏子仁 15g，远志筒 12g，丹参 15g。14 剂。

按： 中医治疗不寐的基本理论源于《内经》中对睡眠的解释。《灵枢·邪客》说："黄帝问于伯高曰：夫邪气之客人也，或令人目不瞑不卧出者，何气使然？伯高曰：五谷入于胃也，其糟粕、津液、宗气，分为三隧。故宗气积于胸中，出于喉咙，以贯心脉，而行呼吸焉。营气者，泌其津液，注之于脉，化以为血，以荣四末，内注五脏六腑，以应刻数焉。卫气者，出其悍气之慓疾，而先行于四末分肉皮肤之间，而不休者也。昼日行于阳，夜行于阴，常从足少阴之分间，行五脏六腑，今厥气客于五脏六腑，则卫气独卫其外，行于阳，不得入于阴。行于阳则阳气盛，阳气盛则阳跻陷，不得入于阴，阴虚，故目不瞑。"这段文字是历代中医论治睡眠异常的基础。宗其意，人卧而能寐是阳能入于阴，而不寐则是阳不能入于阴。因此，阳不入阴是中医不寐证的基本病机。但可以引起阳不入阴的疾病却是数不胜数。张景岳在《景岳全书》中对不寐的常见病机总结如下："不寐证虽病有不一，然惟知邪正二字则尽之矣。盖寐本乎阴，神其主也，神安则寐，神不安则不寐，其所以不安者，一由邪气之扰，一由营气之不足耳。有邪者多实证，无邪者皆虚证。凡如伤寒、伤风、疟疾之不寐者，此皆外邪深入之扰也；如痰，如火，如寒气、水气，如饮食忿怒之不寐者，此皆内邪滞逆之扰也。舍此之外，则凡思虑劳倦，惊恐忧疑，及别无所累而常多不寐者，总属真阴精血之不足，阴阳不交而神有不安其室耳。知此二者，则知所以治此矣。"将不寐按邪正分为虚实二端。其实者，有伤寒、伤风、疟疾之外感，亦有痰、火、寒气、水气、饮食、忿怒等内伤诸邪；其虚者，有真阴精血不足，阴阳不交而致神不安者。然临床所见，虚实常多夹杂，纯虚纯实者毕竟不多。

以此案言，夜寐噩梦而易惊叫，或似病在肝经。然其人咽红而痰凝喉中，舌红暗而苔白腻，脉滑大，加以素有高血脂、糖尿病诸疾，显是痰瘀互结，阴邪凝滞于内，则阻碍阳气入阴，而见不寐，其要在祛除阴邪。何以祛此阴邪？唯有通阳化浊，以辛温之品，助其阳气，则"大气一转，其气乃散"矣。故王师以三术二陈一桂汤（莪术、苍术、白术、半夏、陈皮、茯苓、肉桂）助气化，化阴浊以治其本。再加胆星、石菖蒲、淡竹茹化痰浊；三七粉、郁金、香附通瘀结；龙齿、紫贝齿镇心神以治其标。药后大便得通，是浊邪渐出，然睡眠未见好转，故再加诸枣仁、柏子仁、远志等安神之品。标本兼治之下，诸症见好，四诊时夜寐易惊、多梦诸症已大减，故仍宗原方加减，继续治疗。

本案的治疗，主要是抓住了痰瘀互阻这个关键病机。须知痰瘀非其自生，必气血津液失于运化，留而成浊、停而成瘀。治病必求于本，故应通其阳气、运其津液、化其精微，则人身气血如天行之健，何来阴邪之生？故而本案在治疗上不只是祛瘀化浊，更是以化气消浊，治本为要，方得获佳效。

（孙洁整理）

不寐案 2

章某，女，33 岁，2014 年 7 月 14 日初诊。

主诉：失眠 1 年余。

现病史：心情怫郁，夜间寐劣 1 年余，更衣干结，二三日一行，经行量少，疲乏无力，动辄多汗，舌质暗红，有裂纹，苔黄薄腻，脉细濡。

西医诊断：失眠

中医诊断：不寐

证型：肝旺郁热扰神，气阴不足

治法：清肝养血，滋阴安神

处方：牡丹皮 9g，焦山栀 9g，津柴胡 9g，当归 12g，生白芍 12g，赤芍 12g，茯苓 15g，生白术 12g，甘草 3g，薄荷 6g，炒枣仁 30g（打碎），柏子仁 20g，女贞子 30g，旱莲草 15g，生地黄 15g。7 剂。

二诊：2014 年 7 月 22 日。药后寐劣有减，更衣日行，较前顺畅，腰脊酸楚，舌红嫩，中有裂纹，苔薄白，脉细缓。拟益气养阴宁神。

处方：当归 10g，生白芍 12g，茯苓 15g，生白术 12g，甘草 3g，炒枣仁 30g（打碎），柏子仁 15g，女贞子 30g，生地黄 15g，枸杞子 15g，菟丝子 15g，乌元参 15g，川断 12g，杜仲 12g，太子参 15g。7 剂。

按：患者病初肝气郁结，心神不安，日久则气郁化火，耗伤气阴，故见疲乏，月经量少，便秘；且久病入络，瘀热内郁，故舌暗红。王师方用丹栀逍遥散清肝养血；因郁热内结，无水舟停，故白术、白芍均生用，取其通便之效；酸枣仁、柏子仁养心肝之阴，宁心安神；辅以二至丸、生地黄滋阴清热生津，赤芍清热活血，诸药共奏清肝滋阴安神之效。二诊郁火减轻，故去疏肝清热之品而增益气养阴之药，从本图之。

（沈淑华、林友宝整理）

多寐案

丁某，男，22岁，2013年2月26日初诊。

主诉：嗜睡反复发作8年。

现病史：8年前外感后出现发作性嗜睡，持续数小时至数十小时不等，可被唤醒，醒后继续入睡，持续1周左右缓解。8年来上述症状反复发作，当地医院考虑"克莱恩－莱文综合征（Kleine-Levin Syndrome）"，曾予醒脑药物治疗（具体不详）。1个月前上述症状再发，情况基本同前，入住本院神经内科，颅脑MR、脑电图等未见明显异常。刻诊：形体丰腴，舌淡红，苔薄白，脉滑。

西医诊断：克莱恩－莱文综合征

中医诊断：多寐

证型：痰浊扰神

治法：燥湿化痰醒神

处方：石菖蒲15g，制胆星10g，制半夏15g，陈皮10g，茯苓15g，天竺黄10g，枳实10g，益母草30g。7剂。

二诊：2013年3月2日。1周来精神可，舌淡红，苔薄白，脉滑。

处方：石菖蒲150g，制胆星100g，制半夏150g，陈皮100g，茯苓150g，天竺黄100g，枳实100g，益母草300g，郁金200g，苍术200g。制成丸剂，以上为1个月量，每日2次，分早晚吞服。

随访半年，嗜睡未曾发作。

按：青年不寐多见，而多寐少见。人的寤寐由心神控制，而营卫阴阳的正常运行是保证心神调节寤寐的基础。《灵枢·营卫生会》云："荣卫之行不失其常，故昼精而夜暝。"故凡致营卫气血阴阳运行失常，均可导致多寐或不寐。《伤寒六书》云："夫卫气者，昼则行阳，夜则行阴。行阳则寤，行阴则寐。阳气虚，阴气盛，则目暝，故多眠，乃邪传于阴而不再阳也。"道出了多寐的基本病机乃是阳虚阴盛。具体而言，阴盛多见湿胜、痰壅、瘀阻；阳虚多由脾肾或心阳不足使然。然本患者突发间作，而非渐起，王师认为当从风痰考虑，故以涤痰汤豁痰开窍，以天竺黄易竹茹而增祛痰之功；久病入络，故以益母草活血利水。药后患者病情平稳，守方再进，加入苍术、郁金则增燥湿化痰、清心开窍之力，改为丸剂，取"丸者缓也"之意，且服用方便，可为长久之用。

（沈淑华、林友宝整理）

肺　系

咳嗽案1

沈某，男，50岁，2012年6月25日初诊。

主诉：咳嗽1月余。

现病史：患者1个月前感冒后开始出现咳嗽至今未愈，咳嗽仍频，咯痰色白，咽痒时作，呈阵发性，夜间为甚，咽红充血，舌红嫩，苔薄黄，脉滑。

西医诊断：感染后咳嗽

中医诊断：咳嗽

证型：风邪恋咽

治法：宣肺祛风止咳

处方：炙麻黄6g，化橘红10g，蝉蜕6g，炙紫菀15g，西青果10g，桔梗10g，防风10g，地肤子15g，白前12g，炙枇杷叶30g，射干10g，炙百部15g，荆芥10g，僵蚕12g。7剂。

二诊：2012 年 7 月 3 日。咽痒咳嗽显减，咳吐白痰尚有，舌红嫩，苔薄净，脉濡。仍当疏风宣肺化痰止咳。

处方：沿用前方，加苦杏仁 10g。7 剂。

按：本例患者初诊时阵发性咳嗽、咽痒、夜间尤甚等症突显一个"风"字，王师方选止嗽散为基础方。止嗽散出自《医学心悟》，方中桔梗苦辛平，宣通肺气，祛痰利咽；荆芥辛苦微温，辛散气香，散风邪，清头目，利咽喉，善治伤风头痛咳嗽；紫菀辛温润肺，苦温下气，补虚调中，治咳逆上气；百部甘苦微温，治肺热咳呛；白前辛甘微温，长于降气消痰，治肺气盛实之咳嗽；陈皮调中快膈，导滞消痰。全方温而不燥，清而不寒。另加用炙麻黄、射干以添宣肺之力；地肤子、蝉蜕、僵蚕以增祛风止痒之功。

（叶姝均、张弘整理）

咳嗽案 2

洑某，男，68 岁，2015 年 9 月 14 日初诊。

主诉：咳嗽 1 个月。

现病史：1 个月前感冒后咳嗽难愈，喉间不适，时有痰黏，舌红暗，苔薄黄腻，脉弦。

西医诊断：感染后咳嗽

中医诊断：咳嗽

证型：痰热恋肺

治法：清肺化痰

处方：金荞麦 30g，黄芩 20g，鱼腥草 20g，苦杏仁 10g，七叶一枝花 10g，炙紫菀 15g，葶苈子 9g，赤芍 15g，炙百部 15g，炙白前 10g，麦冬 12g，五味子 6g，炙苏子 15g，薏苡仁 15g，射干 10g。7 剂。

二诊：2015 年 9 月 27 日。药后咳嗽显减，易头晕，舌红嫩，苔薄黄，脉弦。

处方：制金荞麦 30g，黄芩 20g，鱼腥草 20g，苦杏仁 10g，七叶一枝花

10g，炙紫菀 15g，炙百部 15g，炙白前 10g，麦冬 15g，五味子 6g，薏苡仁 15g，北沙参 15g，南沙参 15g，黄芪 30g，生白术 12g。7 剂。

按： 此案因感冒而生咳嗽，迁延 1 月未愈。已无恶寒发热诸症，表证已除，而喉间不适，时有痰黏，舌红暗，苔薄黄腻，脉弦。四诊合参，标证是痰热恋肺无疑。急则治其标，当清肺化痰。故以金荞麦、黄芩、鱼腥草、七叶一枝花清肺热，葶苈子泻肺降气，杏仁、苏子降气化痰，紫菀、百部、白前润肺止嗽，射干化痰利咽，麦冬、五味子、赤芍养阴敛肺。清肺之方，本无出奇之处，然妙在金荞麦、苏子、赤芍三味。

金荞麦，出自《新修本草》，味苦，性平，入肺、脾、胃经，功能清热解毒排脓，善治肺经热盛，毒壅脓成诸症。今人用之治肺炎、肺脓肿、扁桃体炎、感冒后咳嗽等症颇效。故大剂用之以清肺热，是为君药。方中大剂用者还有苏子一味。苏子，出自《名医别录》，味辛性温，归肺、大肠经。《名医别录》谓其"主下气，除寒温中"，《本经逢原》曰其："性能下气，……为除喘定嗽、消痰顺气之良剂"，可见"下气"是其主要功用。苏气降气汤、三子养亲汤等均用之为君药以下气止咳平喘。盖肺主肃降，若咳喘诸症者，皆是肺气上逆所致，但使肺气能降，则咳喘自平矣。故重用苏子，使肺气得降以止咳嗽。全方清肺降气，化痰止咳，皆气分药，而以赤芍一味，是为何故？赤芍苦而微寒，专入肝经，是清泻肝经血分之药，此处用之，有两层意义。一是咳嗽 1 月余，痰少而黏，肺阴必虚。肺阴虚则金水不能制肝木，反为其侮之，有木火刑金之势，用赤芍清泻肝经血分之热，则肝木自平，而金水得生。二是金水相生，秋燥之节患咳嗽之症，肺阴尤易受伤，金伤不能生水，则水不涵木，肝木易亢而为害，今先清热，则不复为害，可助金水之生。故知三药之妙也。二诊时咳嗽显减，反见头晕，舌红嫩，苔薄黄腻，脉弦等气阴不足之象，非是病进，邪气去而虚象显，所谓"水落石出"者也。前方已经以赤芍泻肝护阴，今肺气略降，可去苏子、薏苡仁、冬花、射干之类，而益以南北沙参、黄芪、白术养护气阴。以此推之，若咳止之后，当可以麦味地黄之类调养之。

此案初起即有虚矣，为实象所掩而已。否则感冒小疾，何至于迁延月余不愈。但治有缓急，王师初治时以清肺化痰为主，略佐赤芍以制化之。邪气初去，虚象渐显，才加调养之剂，方不致助寇为虐。

（孙洁、黄立权整理）

【王师评语】

咳嗽一症临床常见，外感初起之咳嗽，若无壮热者，本人习用三拗汤为基础方，适当加味治疗。该方出自《太平惠民和剂局方》卷二，由麻黄、杏仁、甘草三药组成。麻黄发汗散寒、宣肺平喘，不去根节，发中有收，使不过于汗；杏仁宣降肺气、止咳化痰，不去皮尖，散中有涩，使不至于宣；甘草不炙，取其清热解毒，协同麻、杏利气祛痰。三药相合，看似辛温，实为辛平之方，重在宣肺止咳，用于外感初起十分合适。因六气感人，肺卫首当其冲，一旦肺失宣肃，邪郁于肺，多易火化。在应用本方时常合清肺之品，如鱼腥草、黄芩、野荞麦根、肺形草等，使之成为辛凉宣泄之剂，投之多效。本方与《金匮要略·杂疗方》还魂汤药味相同，但炮制方法、剂型、剂量、服用方法均迥异。还魂汤用于急危重症的救治，三拗汤主治咳嗽、喘证、感冒，看似截然不同，然还魂汤旨在通阳，三拗汤立足开宣，其通畅气机则一也。

咳嗽案3

陈某，女，64岁，2013年1月11日初诊。

主诉：咳嗽2周。

现病史：2周前外感后咳嗽至今，现晨起干咳无痰，舌红，苔薄黄，脉数。

西医诊断：感染后咳嗽

中医诊断：咳嗽

证型：气阴两虚

治法：益气养阴

处方：生地黄15g，山萸肉10g，牡丹皮10g，茯苓15g，泽泻15g，车前子15g（包煎），麦冬15g，五味子6g，黄芪15g，生白术10g，防风6g。7剂。

二诊：2013 年 1 月 18 日。药后咳嗽有减，精神转佳，舌红嫩，苔薄黄，脉细缓。

处方：生地黄 15g，山萸肉 12g，牡丹皮 10g，茯苓 15g，泽泻 15g，五味子 6g，车前子 15g（包煎），麦冬 15g，黄芪 20g，防风 6g，生白术 10g，党参 15g。14 剂。

按：咳嗽是内科最常见疾病之一，然而病起虽急，迁延难愈者亦不在少。本患年过六旬，2 周前感冒后咳嗽至今。病虽小疾，已有迁延之象。刻诊时唯晨起咳嗽、无痰，余无不适，舌红，苔薄黄，脉数。无恶寒发热，脉不浮，是表证已去，久不愈者，肺经气阴不足故也。故治以麦味地黄丸养阴，玉屏风益气固表。恐邪未尽，故去山药之涩；加车前子以利水下气、化痰止咳。诊后咳嗽明显减轻，守方再进。其后因患者素有慢性肾盂肾炎，转而治疗肾盂肾炎，经王师调治半年余而诸症尽去。此半年间亦未发咳嗽之疾。

王师治咳嗽初起习用之方为桑菊、银翘二方，今全无表证，唯是气阴二虚，故不用表药，专一补益气阴，标本同治法也。

（孙洁、张弘整理）

咳嗽案 4

卓某，女，4 岁，2013 年 12 月 18 日初诊。

主诉：反复咳嗽 1 月余。

现病史：1 月余来反复咳嗽，伴咳吐白痰，晨起恶心，动辄汗出，舌质淡红，苔白腻，脉细滑。

西医诊断：感染后咳嗽

中医诊断：胃咳

证型：肺胃气逆

治法：健脾消积，和胃降逆

处方：太子参 12g，苍术、白术各 6g，茯苓 10g，制半夏 6g，陈皮 6g，莱菔子 10g，鸡内金 6g，炒山楂 10g，谷芽 12g，麦芽 12g，建神曲 6g，连翘

6g。10 剂。

二诊：2014 年 1 月 15 日。药后咳嗽、恶心显减，仍动辄汗出，舌质淡红胖嫩，苔白腻，脉濡。

处方：炒党参 10g，黄芪 9g，苍术、白术各 6g，茯苓 10g，制半夏 6g，陈皮 6g，莱菔子 10g，鸡内金 6g，炒山楂 10g，谷芽 12g，六神曲 6g，穞豆衣 15g，浮小麦 15g。10 剂。

按：胃咳为胃气上逆所致的咳嗽，小儿多见，症见呕而咳，甚则吐蛔。《素问·咳论》说："胃咳之状，咳而呕，呕甚则长虫出。"本例患儿脾胃虚弱，痰湿内阻，胃失和降，故晨起恶心；肺失宣降，故咳嗽咳痰。王师以《小儿药证直诀》之钱氏异功散合《丹溪心法》之保和丸健脾消积、和胃降逆。二诊肺气得宣、胃气得降，故加用党参、黄芪、穞豆衣以增益气固表止汗之力。

（沈淑华、张弘整理）

咳嗽案 5

张某，女，56 岁，2012 年 1 月 8 日初诊。

主诉：反复咳嗽 20 余年。

现病史：咳嗽 20 余年，伴有喘声，痰多色白，入夜明显，尝服中药清肺化痰平喘，效果不理想，伴上腹胀而不适，咳甚欲呕，泛酸，大便次数增多，舌质暗红，苔黄带腻，脉细缓。

西医诊断：慢性咳嗽

中医诊断：咳嗽

证型：肺肾两虚，痰湿内蕴

治法：滋养肺肾，祛湿化痰

处方：当归 15g，熟地黄 20g，制半夏 15g，陈皮 15g，茯苓 15g，甘草 6g，炙麻黄 9g，杏仁 10g，浙贝 12g，肺形草 15g，白前 10g。7 剂。

上方加减治疗 22 天后患者即感咳嗽明显减轻，泛酸全消。

按：脾为生痰之源，肺为贮痰之器，故医者治咳嗽痰喘多从肺、脾论治，二陈汤即为代表方，每易获效。但王师指出，金生水，肺病日久可致肾虚，肾虚又可影响肺气肃降及水液疏布，故咳喘日久者当考虑有无肺肾两虚之候，主方可选用景岳金水六君煎。此方为二陈汤去乌梅，加当归、熟地黄而成。方中当归、熟地黄滋养肺肾，半夏、陈皮、茯苓、甘草、生姜祛湿化痰，滋补而不助湿，燥湿而不伤阴。案中合用三拗汤、白前，则更增宣肺平喘之功，故获良效。

（沈淑华、张弘整理）

 【王师评语】

咳嗽一症，不离痰郁于肺，或肺失宣降两端。临证首务辨其外感或内伤。外感咳嗽重在宣透、清化，内伤咳嗽当遵《素问·咳论》之开篇语"五脏六腑皆令人咳，非独肺也"之旨。辨别是何脏何腑功能失调，内外相引，导致肺之宣肃失司，治当相继择用泻肝、健脾、和胃、温肾、化饮、润燥诸法，配合宣肺、肃肺、化痰、理气以治肺，此为治咳之要领也。

喘证案

吴某，男，81 岁，2013 年 5 月 28 日初诊。

主诉：反复咳嗽咯痰 15 年，短气乏力 5 年余。

现病史：反复咳嗽咯痰 15 年，长期使用吸入制剂及家庭氧疗，近 5 年来动辄气喘，神疲乏力，大便溏薄，日三四行，舌暗红，苔黄糙，脉细弦。

西医诊断：慢性阻塞性肺疾病

中医诊断：喘证

证型：气阴两虚

治法：益气养阴

处方：北沙参 15g，太子参 15g，特二级石斛 12g（先煎），麦冬 12g，五味子 6g，炒白术 10g，炙甘草 10g，茯苓 15g，桂枝 3g，化橘红 10g，炒麦芽 30g，建神曲 10g。7 剂。

二诊：2013 年 7 月 2 日。短气、乏力有减，便溏，日二三行，舌暗红，苔薄黄腻，脉沉弦。

处方：北沙参 15g，太子参 30g，特二级石斛 12g（先煎），麦冬 12g，五味子 10g，炒白术 10g，炙甘草 10g，茯苓 15g，桂枝 3g，紫河车 10g，补骨脂 10g，山药 30g，化橘红 10g，炒麦芽 30g，建神曲 10g。14 剂。

三诊：2013 年 7 月 17 日。短气、乏力减而未除，便溏，日一二行，舌暗红，苔薄黄略腻，脉细弦。

处方：党参 15g，太子参 30g，特二级石斛 12g（先煎），麦冬 15g，五味子 6g，炒白术 10g，炙甘草 15g，茯苓 15g，桂枝 3g，紫河车 10g，补骨脂 10g，山药 30g，化橘红 10g，炒麦芽 30g，建神曲 10g。14 剂。

按：慢性阻塞性肺疾病（COPD）是老年常见的呼吸系统疾病，其对患者生活质量有着极大的影响。本例患者为耄耋之年，动辄气喘，神疲乏力，大便溏薄，此元阴不足，元气亦损。王师方以四君子汤合生脉饮加减以益气养阴、培土生金，更合苓桂术甘汤温阳化饮、健脾利湿，标本兼治。药后诸症有减，加用紫河车、补骨脂、山药以补肾填精、固本培元。

（沈淑华、张弘整理）

哮证案

华某，女，27 岁，2013 年 5 月 4 日初诊。

主诉：夜间气急频发 3 月余。

现病史：患者 3 个月前无明显诱因出现夜间气急，喉间有声，伴咳嗽，本院支气管激发试验呈阳性，予舒利迭吸入治疗，仍夜间气急频发，故特来就诊。刻诊：夜间气急，喉间有声，伴咳嗽，难以平卧，舌红嫩，苔薄黄，脉细滑。听诊：两肺未闻及明显干湿啰音。

西医诊断：支气管哮喘

中医诊断：哮证

证型：痰饮内停，肺失宣肃

治法：化痰蠲饮，清肺平喘

处方：桂枝 6g，制半夏 12g，细辛 3g，生白芍 15g，五味子 6g，炙麻黄 9g，皂角刺 12g，浮海石 15g，肺形草 15g，野荞麦根 15g，黄芩 10g，鱼腥草 20g，平地木 30g，甘草 6g，老鹳草 15g，白果 7 颗。10 剂。

二诊：2013 年 5 月 18 日。药后气急咳嗽明显减轻，且能平卧，近日因进食冷饮，哮喘又作，舌红嫩，苔薄黄，脉细滑。守方 10 剂。

三诊：2013 年 6 月 1 日。药后诸症平稳，半夜偶发，舌淡红，苔薄腻，脉濡。

处方：桂枝 6g，制半夏 15g，细辛 3g，生白芍 15g，五味子 6g，炙麻黄 6g，皂角刺 10g，浮海石 15g，肺形草 15g，黄芩 12g，平地木 30g，甘草 6g，老鹳草 15g，丹参 15g，白果 7 颗。12 剂。

四诊：2013 年 6 月 15 日。经期及劳累后遇到刺激哮喘发作，舌淡红而润，苔薄白，脉濡。

处方：桂枝 6g，制半夏 10g，细辛 3g，生白芍 15g，五味子 6g，皂角刺 10g，浮海石 15g，肺形草 15g，平地木 30g，甘草 6g，老鹳草 15g，丹参 15g，白前 7g，淫羊藿 12g，仙茅 9g，当归 12g。12 剂（服 2 天，停 1 天）。

患者 9 月因月信先期就诊，诉药后喘息未作。

按：支气管哮喘是一种以嗜酸粒细胞、肥大细胞反应为主的气道变应性炎症和气道高反应性为特征的疾病。本病归属于中医学"哮证"范畴。本例患者初诊、二诊症属发作期，辨证为痰饮内停，肺失宣肃，"病痰饮者，当以温药和之"，王师以小青龙汤化痰蠲饮；因伏痰郁久而有化热之象，故以鱼腥草、黄芩、野荞麦、浮海石、肺形草清降肺气，皂角刺化顽痰老痰，白果、平地木降气平喘。王师喜用小青龙汤加减治疗哮证，小青龙汤方出《伤寒论》，原用于外束风寒，痰饮内停，因其定喘止咳疗效确切，故临床上可通过配伍加减，用于寒、热、痰、饮等各型哮喘。现代药理研究表明，小青龙汤可抑制气管平滑肌 ET-1 分泌及内源性 NO 合成，从而改善气道高反应性及气道重塑。王师指出，本病发作期当合祛邪之法，或祛风，或散寒，或清热；稳定期则又伍补肺、健脾、温肾之法。"久病入络"，故久病之人，王师常酌加当归、丹参等和血之品。本案三诊、四诊病情渐趋稳定，伍温肾和血之品从本图之。

（智屹惠、张弘整理）

【王师评语】

哮病《内经》称为"喘鸣"，直至金元时期，朱丹溪在《丹溪心法》一书中始以"哮喘"作为独立的病名。对于哮病的病机，李用粹在《证治汇补》中总结得十分精辟："内有壅塞之气，外有非时之感，膈有胶固之痰。"即哮病的发生，为痰伏于肺，每因外邪侵袭、饮食不当、情志刺激等诱因引动而触发，以致痰壅气道，肺失宣降。治疗当以宣肺化痰为大法，吾喜用小青龙汤加减。

哮病总属邪实正虚之证，发时以邪实为主，一般多见寒哮、热哮、寒包火哮、风痰哮等，未发时则以调补肺、脾、肾为主。本案为寒包热哮，病为痰浊内蕴，风寒外束，郁而化火，肺失宣肃。方仿小青龙加石膏汤意，以小青龙汤宣肺散寒、温化痰饮，肺金三斧（鱼腥草、野荞麦根、黄芩）、肺形草、平地木清肺宣肺，另以白果伍芍药、五味子敛肺平喘。待症状缓解，则加入二仙、当归从本图治。

肺积案

陈某，男，56岁，2013年4月23日初诊。

主诉：右肺癌术后9天。

现病史：患者于2013年4月12日在外院行右下肺切除＋右上肺结节活检＋淋巴结清扫术，术后病理示：①（右下）肺结节型（瘤体4cm×3.2cm×2.5cm）中–低分化腺癌，部分黏液腺癌，累及神经及肺内支气管软骨，并转移至（右下叶支气管根部）0/1只、（右下肺内支气管旁）0/1只、（隆突下）2/4只，（二四组）1/2只淋巴结。②（右上）肺组织内见异型增生上皮巢（符合腺癌）。诊断为右肺CA术后（$PT_4N_2M_0 \text{Ⅲ}_b$期）。刻诊：咽痒干咳，纳呆，便可，舌淡红，苔腻中黄边白，脉缓滑。

西医诊断：右肺癌术后

中医诊断：肺积

证型：术后伤正，痰热中阻

治法：健脾化痰，清热散结

处方：羊乳参 30g，苍术 12g，生白术 12g，猪苓、茯苓各 15g，建神曲 12g，莱菔子 15g，制半夏 12g，陈皮 10g，豆蔻 6g（后下），薏苡仁 30g，白花蛇舌草 15g，藤梨根 15g，蛇六谷 15g（先煎），三叶青 12g。7 剂。

二诊：2013 年 4 月 30 日。咽痒、咳嗽减而未除，纳醒，唯面色黄而晦暗，舌淡红，苔白腻，脉濡。

处方：羊乳参 30g，苍术 12g，生白术 12g，猪苓、茯苓各 15g，制半夏 12g，陈皮 10g，薏苡仁 30g，白花蛇舌草 15g（先煎），藤梨根 15g，蛇六谷 15g（先煎），三叶青 12g，北沙参 15g，麦冬 12g，玄参 15g，当归 15g。7 剂。

三诊：2013 年 5 月 10 日。2013 年 5 月 7 日起行 PD 方案化疗：顺铂 40mg（第 1、2、3 天）+ 培美曲塞二钠针（力比泰）850mg（第 1 天）。胃脘不适，心泛欲呕，嗳气，舌淡红，苔白腻，脉滑。

处方：制半夏 12g，陈皮 10g，茯苓 15g，苍术 12g，藿香 12g，淡竹茹 20g，砂仁 6g（后下），吴茱萸 3g，炒黄连 3g，川朴 10g。7 剂。

四诊：2013 年 6 月 10 日。5 月 30 日二次化疗后神疲乏力，面色灰滞，舌淡红，边有瘀点，苔薄腻，脉细弦。

处方：羊乳参 30g，苍术 12g，生白术 12g，猪苓、茯苓各 15g，制半夏 12g，陈皮 10g，薏苡仁 30g，白花蛇舌草 15g，蛇六谷 15g（先煎），三叶青 10g，北沙参 15g，麦冬 12g，党参 15g，柴胡 6g，郁金 6g。7 剂。

按：肺癌是最常见的肺原发性恶性肿瘤，近 50 多年来，肺癌的发病率和病死率均迅速上升，死于癌病的男性病人中肺癌已居首位。目前肺癌的治疗包括手术、放化疗、生物治疗、中医中药等综合疗法。以上各种治疗手段，在肺癌的不同阶段有不同的临床意义。本病属中医学"肺积"范畴。主要是由于正气虚损，阴阳失调，六淫之邪乘虚入肺，肺气阻郁，津液失布，聚而为痰，久则痰气瘀毒胶结，形成肺部积块。因此，肺癌是一种全身属虚、局部属实的疾病。肺癌虚则以阴虚、气阴两虚多见，实则不外乎气滞、血瘀、痰凝、毒聚等。

本例患者初诊既有气阴不足的一面，又有痰热瘀血的一面，故王师予益气养阴、清热散结，标本兼顾。其化疗后一度出现胃肠道反应，辨证为湿浊中阻，改投黄连温胆汤加减燥湿清热、化浊和中。二次化疗后胃肠道反应不明显，但神疲乏力，故重以初诊方加减扶正祛邪。此后患者多次复诊，在化疗期间一直配合中药治疗，病情稳定。王师在处理这类病人时，始终注意顾护胃气，注意扶正，兼以疏肝，调理情志，每多能获效。值得一提的是，方中三叶青一药对多种原发癌、转移癌等均具有很好的治疗作用，对化疗带来的种种不良反应亦有明显的改善作用，尚可缓解肿瘤晚期患者的疼痛，值得进一步研究。

（智屹惠、沈淑华、张弘整理）

 【王师评语】

按语中"目前肺癌的治疗包括手术、放化疗、生物治疗、中医中药等综合疗法。以上各种治疗手段，在肺癌的不同阶段有不同的临床意义。"这句话看似平常，但细细品味，含义甚广。

中医面临的癌症病人，大致分为三类：一是即将进行现代医学治疗或者正在进行相关治疗，希望通过中医调理提高免疫功能，增强对各类治疗的耐受性。二是已经历了各类现代医学治疗，但出现诸多不良反应，寻求中医治疗，增效减毒、巩固疗效，促进身体康复。三是发现病情较晚，失去根治机会，而在姑息治疗中；或因身体不耐受放化疗而中止；或经各类治疗一度稳定而又复发者，亦寻求中医疗法以冀阻滞或延缓癌症发展，减少痛苦。

中医药在癌症的不同阶段有不同的应用价值。是癌即是毒，但临床不宜禁锢于一"毒"字，一味攻伐，徒伤正身，应扶正祛毒，辨证施治。以肺癌为例：如肺癌术后出现咳嗽者，当以益气养阴、祛痰肃肺为要务。经化疗后出现胃肠道反应，胃气失和者，则和胃降逆、导滞醒胃；骨髓抑制，三系下降，气血两虚者，予补肾生髓、益气养血；周围神经损伤，不通不荣，血脉阻滞者，予养血、活血、祛邪通络；皮肤瘙痒，药毒浸及肌腠者，当疏风清热，或滋阴润燥。谨守病机，随证施治，以冀减轻患者痛苦，提高其生活质量，延长预期寿命。

肝胆系

头痛案1

傅某，女，45岁，2014年10月3日初诊。

主诉：头痛10天。

现病史：患者10天前无明显诱因出现剧烈头痛，曾至某综合医院神经内科住院治疗，体格检查、血生化、脑脊液压力、颅脑MRI平扫＋弥散成像及头颅CT等均未见明显异常。诊断为血管性头痛，给予扩血管、改善脑循环、止痛治疗，效果欠佳。刻诊：头痛较剧无休止，位于两侧延及前额，头胀，急躁易怒，寐劣便干，月事紊乱，舌淡红，苔薄黄，脉细弦。

西医诊断：血管性头痛

中医诊断：头痛

证型：肝阳上亢

治法：平肝息风

处方：菊花10g，桑叶15g，夏枯草15g，天麻9g，钩藤15g（后下），石决明30g，全蝎3g，细辛3g，川芎20g，当归15g，白芍20g，生地黄15g，葛根30g，延胡20g，僵蚕10g。7剂。

二诊：2014年10月10日。药后3天，头痛显减，心烦易怒有减，仍寐劣，便尚调，舌淡红，苔薄黄，脉细弦。

效不更方。前方中川芎、延胡减至15g，生地黄加至18g。7剂。

三诊：2014 年 10 月 19 日。头痛基本消失，畏寒，腰穿部位为甚，遇冷则前额胀滞，寐可，舌淡红，苔薄黄，脉细弱。

处方：天麻 9g，钩藤 15g（后下），石决明 30g，细辛 3g，川芎 15g，当归 15g，白芍 20g，葛根 30g，僵蚕 10g，生地黄 18g，生白术 15g，制半夏 15g，陈皮 10g，白芷 10g。7 剂。

按：血管性头痛是一种由于血管舒缩功能障碍所致的发作性疾病，其特征为发作性的一侧或双侧搏动性头痛。属于中医"头痛"范畴。头痛，临床辨证首先要分清内外。外感头痛起病急，病程短，必有外邪束表症状，或风或寒，或湿或热，当辨证施治，待外邪一解，头痛顿消。内伤头痛，时轻时重，病程长，呈反复发作状态，临床有肝阳、肾虚、痰浊、气虚、血瘀之异。但临床所见，单纯证型者甚少，每每兼夹，虚实互见。

本案患者以两侧及前额头胀，急躁易怒，脉弦为主症，当为风阳上扰。患者年过六七，天癸将竭，水不涵木，风阳上扰，故作头痛，寐劣便干、苔薄黄提示肝血不足。王师方取天麻钩藤饮加减，方中天麻、钩藤、石决明、菊花、桑叶、夏枯草平肝息风；当归、白芍、生地黄柔肝养血；头痛剧烈，虽无痛如锥刺，舌无瘀斑，但仍有瘀血入络之象，故予川芎活血通络；头痛剧烈，又予全蝎、僵蚕搜风通络，延胡行气活血，葛根舒筋通络，共成平肝息风、活血通络之剂。三诊阳亢之象显减，痰浊上蒙，故见前额胀滞，合半夏白术天麻汤以健脾化痰，平肝息风。

（智屹惠、张弘整理）

 【王师评语】

《神农本草经》记录川芎"味辛温……治中风入脑头痛，寒痹，筋挛缓急，金疮，妇人血闭无子"。先贤有云："川芎为治头痛之灵丹。"张元素所著《医学启源》云："头痛须用川芎，如不愈，各加引经药。"川芎的确是治疗本病的一味佳品，用量宜大，取效速，但毕竟香窜，不宜久用，应中病即止。

头痛案 2

陆某，女，70 岁，2014 年 4 月 3 日初诊。

主诉：右侧头面部疼痛近 8 年。

现病史：右侧头面部反复间歇性疼痛近 8 年，寐劣，心烦易怒，胃纳、二便尚可，舌质红，苔薄黄，脉细弦。

西医诊断：三叉神经痛

中医诊断：头痛

证型：肝经瘀热

治法：清肝泄热，活血化瘀

处方：桃仁 10g，石决明 50g，全蝎粉 3g（分冲），当归 10g，赤芍 15g，桑叶 15g，北细辛 3g，白菊花 10g，白蒺藜 10g，夏枯草 15g，红花 6g，川芎 15g。14 剂。

二诊：2014 年 4 月 17 日。药后头痛显减，寐劣，舌脉如前。

处方：当归 12g，石决明 50g，皂角刺 15g，红花 6g，白蒺藜 12g，全蝎粉 3g（分冲），炮甲片 5g（先煎），生地黄 15g，桃仁 10g，北细辛 3g，赤芍 12g，夏枯草 15g，白菊花 10g，桑叶 15g，川芎 15g。14 剂。

按：本案患者三叉神经痛多年，兼见寐劣，舌红，脉细弦。因三叉神经痛多位于头面部一侧，吾师治之，多从肝论。本案脉弦，知病在肝；舌红，知病为热；头痛之外，尚有寐劣，肝热则不藏魂也；久病多瘀，故拟清肝泄热，活血化瘀治之。方中桑叶、菊花、石决明、夏枯草、白蒺藜疏肝气、清肝热、平肝阳；桃仁、红花、当归、川芎、赤芍活血化瘀。细辛长于通窍止痛，全蝎搜风通络止痛，二药合用，对久病络阻，清窍不养之顽固性头痛颇效。药后患者头痛有减，原方加减续进。

（林友宝、沈淑华整理）

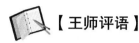 **【王师评语】**

纵观《伤寒杂病论》，我们可以发现，仲景对头痛的论述，主要注重外感头痛。如太阳头痛之麻黄汤证、桂枝汤证，少阳头痛之小柴胡汤证，厥阴头痛之吴茱萸汤证，以及"头中寒湿"一证。见之临床，头痛的论治首分外感、内伤。"伤于风者，上先受之"，外感头痛，多由风邪所致，然有夹寒、夹热、夹湿之别。六经皆可为病，除太阳、少阳、厥阴头痛外，亦有阳明、太阴头痛。治疗当在疏散各经风邪的基础上，分别配伍散寒、清热、祛湿之品。内伤头痛则需根据肝火、肝阳、痰浊、瘀血、气虚、血虚、精亏的不同而分别治之。

头痛案3

吴某，男，52岁，2013年4月24日初诊。

主诉：头痛1周。

现病史：患者1周前外感后出现头痛，现感冒症状已消失，然头痛未愈，头昏且重，伴恶心，两额胀滞，左臂酸胀不适，心烦不安，口苦，舌淡红，苔白浊腻，脉弦滑。神经科专科检查未见明显异常。

西医诊断：功能性头痛

中医诊断：头痛

证型：风阳上扰，痰浊蒙窍

治法：平肝息风，燥湿化痰

处方：制半夏12g，陈皮12g，茯苓15g，竹茹15g，胆南星9g，黄芩10g，菖蒲12g，郁金10g，菊花10g，桑叶10g，川芎9g，牡蛎30g（先煎），柴胡9g，龙胆草6g。10剂。

二诊：2013年5月4日。药后左侧头痛减轻，间有发作，舌淡红有紫气，苔薄黄腻，脉细。

处方：制半夏12g，陈皮12g，茯苓15g，天麻9g，胆南星9g，黄芩10g，石菖蒲12g，郁金10g，菊花12g，桑叶15g，川芎15g，牡蛎30g（先煎），柴胡 9g，龙胆草 6g，威灵仙 15g。10 剂。

三诊：2013 年 5 月 18 日。头痛显减，寐转佳，左肩胛酸胀不适，舌红嫩，苔薄腻，脉细。

处方：制半夏 12g，陈皮 12g，茯苓 15g，天麻 9g，黄芩 10g，石菖蒲 10g，郁金 10g，菊花 10g，桑叶 15g，川芎 15g，威灵仙 15g，片姜黄 15g，徐长卿 15g。14 剂。

按：头痛是临床常见病，病因病机复杂，需辨清外感内伤，要点在有无表证兼夹，临证当需细辨，切不可拘泥病程长短。头痛的共同病理因素是风和瘀，因此，治头痛的基本大法是活血疏风。但由于病邪的不同，以及脏腑气血，阴阳寒热虚实之不同，必须遵循活血疏风与辨证相结合的治则。

本例患者病程虽短，且起于外感之后，但就诊时表证已解。风阳未尽，临床以头痛头重、两额胀滞为主症，兼有泛恶口苦、苔腻脉滑，属风阳痰浊头痛无疑。辨证既明，取半夏白术天麻汤之意合清肝息风之品加减治疗，同时注意通络，因头痛每有瘀血阻络之象。

（智屹惠、张弘整理）

 【王师评语】

头痛诊治要点有三。一是外感六淫头痛实证为主，易于辨治，外邪疏散头痛即消。内伤七情头痛，虚实夹杂者多，虚者气、血、肝脾肾不足，实者风阳、痰浊、血瘀为患。辨证较复杂，需权衡虚实、缓急、轻重，扶正祛邪并进。二是头痛辨证首明部位，引经用药。头后疼痛，连及于项，病在太阳，蔓荆子为引；前额疼痛，连及眉棱，病在阳明，白芷为引；两侧疼痛，连及于耳，病在少阳，柴胡为引；颠顶疼痛，连及目系，病在厥阴，藁本为引。川芎则诸经通用，《本草纲目》曰：川芎能主治"一切风、一切气、一切劳损、一切血"。三是头为诸阳之会，阴经唯足厥阴上行颠顶，与督脉相会，均入络脑，为阴阳交汇之所。"高巅之上，唯风可到"，风气通于肝，内伤头痛，诸如肝火上炎、肝气上逆、肝阳上亢、肝失疏泄、肝不藏血，均可引发，且风为百病之长，每多夹痰、夹虚、夹火、夹瘀，循经上达引发头痛，偏头痛者尤为多见，临证尤当细辨。

肝癖案

张某，男，44岁，2017年10月13日就诊。

主诉：右胁肋隐痛不适2月余。

现病史：2个月前无明显诱因下右胁肋隐痛不适，常伴有乏力、困倦，口苦口干，纳可，夜寐一般，更衣日一二行，偏溏，舌暗红，苔黄腻，脉弦滑。血生化示：总胆固醇6.41mmol/L，低密度脂蛋白3.39mmol/L，甘油三酯2.68mmol/L，谷丙转氨酶67U/L。B超示：重度脂肪肝。BMI 27，腰围95cm，血压133/85mmHg。

西医诊断：脂肪肝、腹型肥胖、高脂血症

中医诊断：肝癖、肥满

证型：痰热内蕴

治法：清化痰热，温肾化浊

处方：苍术12g，炒白术12g，莪术12g，制半夏12g，陈皮10g，茯苓15g，泽泻15g，肉桂2g，生山楂12g，决明子15g，荷叶20g，丹参20g，茵陈15g，焦山栀9g，虎杖根15g。7剂。另嘱调整生活方式。

二诊：2017年10月20日。药后右胁下不适明显减轻，乏力缓解，大便仍不成形，舌淡暗，苔黄略腻，脉滑。

守方加炒党参15g，增茯苓至30g，予14剂。嘱患者清淡饮食，适度运动。

三诊：2017年11月3日。药后右胁下不适偶作，大便较前明显成形，舌质淡暗，苔薄黄，脉滑。复查血生化：总胆固醇5.85mmoL/L，低密度脂蛋白3.10mmoL/L，甘油三酯2.01mmoL/L，谷丙转氨酶56U/L，BMI 26.5。腰围93cm，血压131/80mmHg。守方出入。

随症加减治疗2月余，诸症显减，复查肝功能、血脂基本正常，超声提示脂肪肝程度较前显著减轻，BMI 26.2，腰围 88cm，血压 125/78mmHg。

按：患者恣食肥甘厚腻之品，中焦运化失利，水谷精微停滞而为痰浊。痰浊阻遏阳气，故有乏力、困倦之象；下走肠间，致使大便溏泻；日久化热，遂现口干、口苦、舌苔黄腻。"肝之积，名曰肥气"，土壅木郁，痹阻肝络，而见胁肋部隐痛不适。治当清化痰热、温肾化浊。王师以自拟方.三术二陈一桂汤（苍术、白术、莪术、制半夏、陈皮、茯苓、泽泻、肉桂）加减，湿热内壅，故取茵陈蒿汤之意，加茵陈、焦山栀、虎杖根清热利湿，以虎杖根易大黄，则可缓泻下之力而增清热祛湿之功。血脂偏高，另以丹参、荷叶、生山楂、决明子活血通络、轻身降脂。"脾以制水为事，喜燥恶湿，湿胜则伤脾土"，故二诊加炒党参、倍茯苓以增健脾化湿之效。

（沈淑华整理）

胁痛案 1

罗某，男，45 岁，2013 年 2 月 19 日初诊。

主诉：胁痛 1 月余。

现病史：患者 1 个月前左胁肋部出现散在性红疹，触之即痛，舌质暗红，苔黄腻，脉沉滑。

西医诊断：带状疱疹

中医诊断：蛇缠

证型：少阳风热

治法：和解少阳，祛风清热

处方：柴胡 12g，黄芩 12g，青皮、陈皮各 9g，瓜蒌皮、瓜蒌仁各 10g，川楝子 10g，延胡 15g，金银花 30g，连翘 15g，甘草 10g。7 剂。

二诊：2013 年 2 月 24 日。左胁肋部疼痛明显减轻，舌红，苔薄黄根腻，脉滑。

处方：柴胡 12g，黄芩 12g，青皮、陈皮各 9g，瓜蒌皮、瓜蒌仁各 10g，川楝子 10g，延胡 15g，金银花 30g，连翘 15g，甘草 10g。7 剂。

按： 带状疱疹是由水痘－带状疱疹病毒所引起的急性疱疹性皮肤病。本病属于中医"蛇串疮""缠腰火毒"范畴，其最早载于《诸病源候论》中。《外科正宗》中述："火丹者，心火妄动，三焦风热乘之，故发于肌肤之表，有干湿不同，红白之异。"王师认为，本例患者疱疹发于少腹，延及左胁，当属少阳，柴胡、黄芩为少阳风热之正治，故为君药。"热微则痒，热甚则痛，热胜肉腐"，臣以银花、连翘清热解毒。"通则不痛，痛则不通"，佐以青皮、陈皮、川楝子、瓜蒌皮行气活血。程氏《医学心悟》曰："瓜蒌散，治肝气燥急而胁痛，或发水疱。"故瓜蒌皮、瓜蒌仁同用，取其润而能通之意。甘草缓急止痛，调和诸药，而为使药。

（沈淑华、叶妹均整理）

胆石病案

柯某，女，38岁，2013年5月15日初诊。

主诉：发现肝内胆管结石3个月。

现病史：患者于当地体检时发现肝内胆管结石，自觉无任何不适，既往有胆囊结石手术史。2013年5月15日B超：①左肝内胆管多发结石（较大者直径3.64cm）伴远端胆管扩张；②胆囊切除术后，胆总管上段扩张。刻下：食纳可，二便调，舌红嫩，苔薄白，脉缓。

西医诊断：肝内胆管结石

中医诊断：胆石病

证型：湿热内蕴

治法：清热利湿，利胆化石

处方：茵陈15g，焦山栀9g，叶下珠15g，田基黄15g，金钱草20g，广金钱草20g，郁金15g，砂仁10g（后下），青皮、陈皮各6g，莪术15g，甘草6g。14剂。

二诊：2013年5月29日。复查B超：①左肝内胆管多发结石（较大者直径2.14cm）伴远端胆管扩张；②胆囊切除术后，胆总管上段扩张。舌红嫩，苔薄白，脉缓。守方 7 剂。

三诊：2013 年 6 月 5 日。无不适，舌红嫩，苔薄白，脉缓。

处方：茵陈 30g，广金钱草 20g，金钱草 20g，郁金 30g，砂仁 10g（后下），青皮 10g，甘草 6。14 剂。

四诊：2013 年 6 月 19 日。月信五天尽，带下量多，舌红嫩，苔薄白，脉缓。继予调肝养血、利胆排石治疗。上方郁金量增至 40g，加当归 10g，枳实 10g。14 剂。

五诊：2013 年 7 月 6 日。复查 B 超：①左肝内胆管多发结石（较大者直径 1.43cm）伴远端胆管扩张；②胆囊切除术后，胆总管上段扩张。舌红嫩，苔薄白，脉濡。

处方：茵陈 30g，广金钱草 20g，金钱草 20g，郁金 40g，砂仁 10g（后下），枳壳 10g，甘草 6g，当归 12g，赤芍 15g。14 剂。

按：肝内胆管结石，是指肝管分叉部以上原发性胆管结石，绝大多数是以胆红素钙为主要成分的色素性结石。虽然肝内胆管结石属原发性胆管结石的一部分，但有其特殊性，由于肝内胆管深藏于肝组织内，其分支及解剖结构复杂，结石的位置、数量、大小不定，诊断和治疗远比单纯肝外胆管结石困难，至今仍然是肝胆系统难以处理、疗效不够满意的疾病。治疗主要靠外科手术，效果并不理想，且存在较多手术并发症。

本例患者临床无任何不适，唯 B 超提示肝内胆管结石。王师根据结石成因，辨病论治，以茵陈蒿汤为基本方清热利湿，促胆化石（促胆乃促进胆汁排泄之意），疗效显著，B 超复查结石明显缩小。治疗结石，王师临床上常用"三金"，即金钱草、广金钱草及郁金。广金钱草清热除湿，利尿通淋；金钱草清热解毒，散瘀消肿，利湿退黄；郁金性寒入肝胆经，能清利肝胆，三者合用对胆道结石及尿路结石均有一定的疗效。

（智屹惠整理）

阳黄案

孙某，男，86岁，2014年1月8日就诊。

主诉：巩膜及口腔黄染3月余。

现病史：患者2013年11月25日因“阻塞性黄疸、胆总管下端结石、高血压病2级”住院，因年事已高，不宜手术治疗，症状好转后出院。刻下：巩膜及口腔黄染，黄色鲜明，伴全身瘙痒，夜间偶有心悸，尿色偏黄，大便稀溏，日五六行，纳谷一般，舌红乏津，苔薄净根略腻，脉滑数。

西医诊断：阻塞性黄疸、胆总管下端结石、高血压病2级

中医诊断：黄疸（阳黄）

证型：胆腑郁热

治法：清热化湿，利胆排石

方药：茵陈15g，焦山栀9g，虎杖根15g，柴胡9g，炒黄芩12g，金钱草30g，郁金12g，鸡内金15g，枳壳6g，丹参15g，黄柏9g，薏苡仁30g，车前子15g（包煎）。14剂。

二诊：2014年1月22日。药后巩膜及口腔黄染明显减轻，心悸未作，身痒仍有，纳呆，便溏，日三四行，舌红嫩、体小，苔薄黄，脉滑数。

处方：茵陈15g，焦山栀9g，虎杖根15g，柴胡9g，炒黄芩12g，金钱草30g，郁金15g，鸡内金20g，枳壳9g，丹参15g，黄柏9g，薏苡仁30g，车前子15g（包煎），白术9g，苦参9g，土茯苓15g，生麦芽30g。14剂。

三诊：2014年2月19日。巩膜及口腔黄染基本消除，身痒明显好转，夜间寐劣尚有，更衣日二三行，便质较前好转，舌红干裂，苔净，根略黄腻，脉软滑数。

处方：茵陈15g，焦山栀9g，虎杖根15g，柴胡9g，郁金12g，鸡内金20g，枳壳10g，丹参15g，生白术15g，苦参9g，土茯苓20g，生麦芽30g，蝉蜕9g，生地黄15g，鲜铁皮石斛12g，制玉竹15g。7剂。

按：黄疸是以目黄、身黄、小便黄为主症的一种病证，其中目睛黄染尤

为本病的重要特征。《内经》即有关于黄疸病名及主要症状的记载，如《素问·平人气象论》说："溺黄赤，安卧者，黄疸，……目黄者曰黄疸。"《伤寒杂病论》将黄疸分为黄疸、谷疸、酒疸、女劳疸、黑疸五种，并对各种黄疸的形成机理、症状特点进行了探讨，创制了茵陈蒿汤、栀子柏皮汤、麻黄连轺赤小豆汤。《圣济总录》及《诸病源候论》提到了"阴黄"一证。《卫生宝鉴》又进一步把阳黄、阴黄的辨证施治加以系统化。目前将黄疸的病因分为外感和内伤两大方面，外感多属湿热疫毒所致，内伤常与饮食、劳倦、病后有关。其病机关键是湿，由于湿邪困遏脾胃，壅塞肝胆，疏泄失常，胆汁泛溢而致。病位主要在脾胃、肝胆。

　　本例患者巩膜、上颚皆有黄染，黄色鲜明，尿色黄，故属阳黄。湿甚则大便稀溏；热扰心神，故见心悸。王师以茵陈蒿汤为基础方进行加减。方中茵陈为清热利湿退黄之要药；焦山栀、黄柏、虎杖根、炒黄芩、金钱草清热退黄；柴胡、郁金、枳壳、丹参疏肝理气退黄；薏苡仁、车前子渗湿退黄，使邪从小便出；鸡内金软坚散结，促石排出。复诊时，患者黄染症状明显好转，周身痒感突出，故加苦参、土茯苓燥湿止痒；纳呆，故加大鸡内金用量，并加用生麦芽增强消食作用。

（卢超整理）

鼓胀案

杨某，男，44岁，2013年11月25日初诊。

主诉：大腹膨满1年余。

现病史：患者有乙肝、活动性肝硬化病史10余年。近日肝功能示：总胆红素129.8μmol/L，直接胆红素16.9μmol/L，间接胆红素112.9μmol/L。乙肝DNA 5.18cm×10² IU/mL。刻诊：身目黄染，大腹膨满，大便干结，通而不畅，舌红，苔黄腻，脉滑。

西医诊断：乙肝后肝硬化

中医诊断：鼓胀

证型：肝胆湿热

治则：清利湿热

方药：茵陈 15g，焦山栀 10g，虎杖根 15g，制大黄 10g，茯苓 30g，猪苓 15g，泽泻 15g，黑白丑 10g，马鞭草 30g，垂盆草 30g，半枝莲 30g，田基黄 15g。7 剂。

二诊：2013 年 12 月 8 日。服药 2 周后大便较前顺畅，日一二行，腹胀有减，舌红，苔黄略腻，脉细滑。

处方：茵陈 15g，焦山栀 10g，虎杖根 15g，制大黄 10g，茯苓 30g，猪苓 15g，泽泻 15g，黑白丑 10g，马鞭草 30g，垂盆草 30g，半枝莲 30g，田基黄 15g，丹参 15g。14 剂。

按：肝硬化归属于中医学"痞满""鼓胀""疝积"等范围。以恶心、呕吐、腹胀腹泻、面色少华、消瘦，或黄疸、胁下痞块等为主要临床表现，病因包括感染疫毒、饮食不节、营养不济，以及黄疸日久迁延而来。基本病机为肝郁气滞，血瘀阻络，水湿内停，病位在肝、脾、肾三脏。本病多为虚实夹杂，早期病在气分，后渐入血，产生积聚或癥瘕。

本案患者肝病日久，疫毒留恋，气滞血瘀，水湿停于腹中，故见腹大膨隆，皮色苍黄，大便干结，舌质红、苔黄腻均为湿热内蕴表现。王师方以茵陈蒿汤合四苓散清热利湿，黑白丑逐水通便，垂盆草、田基黄、虎杖根、马鞭草、半枝莲解毒退黄，久病入络，故以丹参活血祛瘀。诸药合用，湿热得出，而腹胀得减。

（卢超整理）

黑疸案

吕某，女，44 岁，2016 年 5 月 28 日初诊。

主诉：反复皮肤巩膜黄染 1 年余。

现病史：反复皮肤巩膜黄染 1 年余，外院诊断为原发性胆汁淤积性肝硬化。刻诊：皮肤黄染，周身瘙痒，面色黧黑，乏力，更衣日五六行，便溏，月经半月一行，量少，舌淡红，苔薄黄，脉滑。

西医诊断：原发性胆汁淤积性肝硬化

中医诊断：黄疸（黑疸）

证型：瘀热内蕴，气阴不足

治法：清肝化瘀，扶正退黄

处方：茵陈 30g，焦山栀 9g，虎杖根 30g，半枝莲 15g，白花蛇舌草 15g，赤芍 12g，黄芪 30g，半边莲 15g，三叶青 10g，薏苡仁 30g，山药 30g，制大黄炭 6g。7 剂。

二诊：2016 年 6 月 17 日。周身瘙痒，夜间为甚，夜间寐劣，巩膜黄染。大便日六七行，大腹胀满，舌淡红，苔薄黄，脉缓。6 月 15 日血生化检查示：TBIL 205.8μmol/L，DBIL 179.8μmol/L，GGT 433U/L，ALT 98 U/L，AST 117U/L，ALP 357U/L。

处方：茵陈 30g，焦山栀 9g，虎杖根 15g，半枝莲 20g，白花蛇舌草 20g，赤芍 20g，黄芪 45g，半边莲 20g，三叶青 10g，薏苡仁 30g，山药 30g，制大黄炭 6g，仙鹤草 30g，蝉蜕 6g。21 剂。

三诊：2016 年 8 月 28 日。周身瘙痒有减，面色黧黑亦有所缓解，唯疲乏无力，腿酸，矢气多，夜间不易入睡，昼则思睡，舌红，苔薄黄，脉细缓。8 月 25 日血生化检查示：TBIL 129.3μmol/L，DBIL 113.3μmol/L，ALT 134U/L，AST 144U/L，ALP 186U/L，GGT 263U/L。

处方：茵陈 30g，焦山栀 9g，虎杖根 15g，半枝莲 30g，白花蛇舌草 30g，赤芍 30g，黄芪 60g，半边莲 30g，三叶青 12g，薏苡仁 30g，山药 30g，制大黄 12g，丹参 20g，太子参 15g，麦冬 12g，五味子 9g，生晒参 3g，鸡血藤 20g。28 剂。

四诊：2016 年 10 月 23 日。巩膜黄染减轻，前额头痛延今 2 周，午后三四点明显，自觉低热，夜间缓解，咽红充血，大便色青，舌红，苔薄黄，脉细缓。10 月 21 日血生化检查示：TBIL 71.8μmol/L，DBIL 62.9μmol/L，ALT 74U/L，AST 91U/L。

处方：茵陈30g，焦山栀9g，半枝莲30g，白花蛇舌草30g，赤芍30g，黄芪60g，半边莲30g，三叶青12g，薏苡仁30g，山药30g，制大黄15g，丹参20g，太子参15g，麦冬15g，五味子10g，生晒参6g，川芎9g，桑叶12g，菊花10g。30剂。

按： 黄疸为肝胆之常见病证，张仲景《金匮要略》中把黄疸分为黄疸、谷疸、酒疸、女劳疸、黑疸五种类型，认为黑疸是疸病的变证或转归。《诸病源候论·卷十二·黑疸候》指出："夫黄疸、酒疸、女劳疸，久久多变为黑疸。"黑疸多出现在黄疸的后期，是气血瘀滞衰败之象。其为气血同病，以血分为主，是黄疸发展到血分的严重阶段。为黄疸日久不愈致肝脾肾亏虚，瘀血阻滞而浊色外泄。其治法源于化湿邪、利小便之黄疸根本治疗大法，但其属黄疸之变证，治法宜有所变，重用入血分及化瘀除热之法。

本病为原发性胆汁淤积性肝硬化患者，病程迁延，以致肝脾日虚，瘀血阻滞而浊色外泄而为病，故见目黄面黑，伴有乏力、纳差、便溏之脾虚湿盛之证，为虚实夹杂之证。故王师治以清瘀热，益气阴，攻补兼施，扶正祛邪，方用茵陈、焦山栀、虎杖根、半枝莲、白花蛇舌草、半边莲、三叶青清利湿热，黄芪、薏苡仁、山药补气健脾，赤芍、制大黄炭清血分之瘀热，祛瘀生新。二诊，患者周身痒感为甚，仍感疲倦，故黄芪加量以强化补气健脾利湿，加蝉蜕祛风止痒。三诊，患者黑疸减轻，疲乏倦怠犹存，腿酸，夜寐欠安，舌红，脉细缓，为气阴两虚，心神失养之象，黄芪加至60g，予生脉饮益气养阴、宁心安神，赤芍加量，伍丹参、鸡血藤活血通络，以达血行黄自退之效。四诊，患者黄疸明显减轻，唯见头痛近2周，故守方再进，去虎杖、鸡血藤，加川芎、桑叶、菊花疏风清热，活血通窍止痛。本方重用黄芪，最大剂量用至60g。黄芪，甘，微温，入脾肺经，为补气而兼化瘀通滞之佳品，可峻补一身之气，为治病求本之所在，蕴含"理脾调肝，补气和血"之法。补脾气，则气血得以生化，痰湿得以运化，则诸症得去。

（蔡利军整理）

肾 系

尿频案1

包某，女，45岁，2013年4月23日初诊。

主诉：夜尿增多3年余。

现病史：夜尿增多3年余，现每日夜尿5次，全身畏寒、腰骶尤甚，口干喜热饮，舌质暗红，苔黄腻，脉沉软无力。

西医诊断：膀胱过度活动

中医诊断：尿频

证型：阳虚水停

治法：化气行水

处方：猪苓15g，茯苓15g，泽泻15g，白术12g，桂枝12g，乌药15g，山药30g，益智仁12g。14剂。

二诊：2013年4月29日。每日夜尿减至2～3次，畏寒喜温饮，舌淡紫暗，苔灰腻，脉滑。

处方：猪苓15g，茯苓15g，泽泻15g，白术12g，桂枝15g，乌药15g，山药30g，益智仁15g，桑螵蛸12g，阿胶珠12g，滑石15g（包煎），黄芪30g，淡附子3g（先煎）。14剂。

三诊：2013年5月24日。每日夜尿减至1～2次，畏寒已减，然纳呆，舌淡红，苔薄黄，脉细弦。

处方：知母12g，炒黄柏9g，生地黄15g，山萸肉15g，牡丹皮10g，茯苓15g，泽泻15g，山药30g，川断15g，杜仲15g，留行子30g，桑螵蛸15g，乌药15g，炒山楂15g，麦芽30g。7剂。

按：患者尿频，夜间为甚，夜尿可达5次，这种夜尿频多者多为肾阳不足所致。《诸病源候论·卷之十四·小便诸候》认为："小便利多者，由膀胱虚寒，胞滑故也。肾为脏，膀胱，肾之腑也，其为表里，俱主水。肾气下通于阴，腑既虚寒，不能温其脏，故小便白而多。其至夜尿偏甚者，则内阴气生是也。""内阴气生"是内有虚寒之意，故患者可见全身畏寒、腰骶为甚，口干喜热饮诸症。舌暗是阳不足；苔黄腻是阳不化浊，积久生热。脉沉软无力正是阳虚不能鼓动之象。然既以夜尿频多为主症，知其阳虚在水脏。肾为水脏，主一身水液运化。肾阳鼓动，则三焦、膀胱能行气化而小溲能出。今入夜溲多，肾阳不足虽为病本，然膀胱失于气化却是病机关键。因此通阳化气所在其急，非呆补肾阳可以为之。王师于水证浊邪诸疾，首重通阳，尝谓阳气得通，则水饮浊邪自化，创三术二陈一桂汤化气以治浊邪弥漫之症。此患者亦以通阳入手，取五苓散通阳化气，加缩泉丸补肾缩尿。初诊之后，考虑水不能运，则饮入之水液皆为浊邪而不复津液之用，反有阴津不足。此正是阳不化阴之象，故加阿胶养阴，滑石清热利水，以裨浊热去而阴津生。加用黄芪仍是助气化之意。三诊果然夜尿减至 1～2 次，然寒证未除，再加制附子以助温阳之力。

小溲诸疾，总由气化，化气祖剂，正是五苓散。方中二苓、泽泻利水，白术健脾利水，桂枝通阳化气，使气化则水自行，水行则阳自通。叶天士"通阳不在温，而在利小便"非指此症而言，却适可用之。其要仍在一个通阳，必须使阳气流行，而非以巴戟天、淫羊藿之类单纯补肾助阳。《本草纲目》引元素语云："桂枝味辛、甘，气微热，气味俱薄，体轻而上行，浮而升，阳也。"《本草征要》云"和营、通阳、利水、下气、行瘀、补中为桂枝之六大功效"。《本草备要》言其能"温经通脉"，实为通阳之第一要药，故通阳化气之剂必当用之。以王师经验，善能化气者，还有乌药、肉桂、沉香诸药，皆可消息用之。

（孙洁整理）

 【王师评语】

"夜尿频多"一症临床常见，多见于老年人，皆因肾气不足，膀胱失约，固摄无权所致。昼日阳气旺，人赖以气化；夜间阴气甚，肾阳式微，膀胱失约，随之尿频。同时常与失眠互为因果，因失眠而思小便，再因小便而干扰睡眠，所以必要时可加用酸枣仁、五味子等安神酸收之品以缩泉安神。

尿频案 2

徐某，女，27 岁，2012 年 12 月 25 日初诊。

主诉：尿频、尿急 2 年，加重 2 个月。

现病史：患者素有尿频、尿急，每次发作时尿常规可见镜检白细胞（＋）～（＋＋）。近 2 个月加剧，唇赤，便干不易出，舌质红，苔黄糙，脉滑数。

西医诊断：复杂性尿路感染

中医诊断：尿频

证型：下焦湿热

处方：淡竹叶 15g，甘草 10g，通草 3g，生地黄 15g，龙胆草 6g，黄芩 10g，焦山栀 6g，泽泻 15g，车前子 9g（包煎），柴胡 9g，当归 10g，乌药 10g，益智仁 10g。10 剂。

二诊：2013 年 1 月 22 日。药后尿频显减，便干、口臭尚有，唇赤，舌尖红，苔薄白，脉沉滑。

处方：淡竹叶 15g，甘草 10g，通草 3g，生地黄 15g，龙胆草 6g，黄芩 10g，焦山栀 6g，泽泻 15g，车前子 9g（包煎），柴胡 9g，当归 10g，益智仁 6g，玄参 15g，麦冬 15g。10 剂。

按：尿频、尿急而未见尿痛，当属中医尿频之疾。以其并无涩痛，故不可诊为热淋，然总属小便不利，故多由"肾虚膀胱热"所致。病延 2 年，反复发作，或致虚淋、劳淋之属。但观其舌脉，舌红苔黄糙，脉滑数，知病非虚，乃由下焦湿热所致。苔黄而不腻、不滑，加以便干难出、唇赤，当为热重于湿。治以清热利湿，而以清热为主。王师以导赤散、龙胆泻肝汤、缩泉丸三方合治，是正治之道，故药后尿频显减。仍有便干、口臭、唇赤，苔色转白，是外邪渐去，内热犹盛，故去乌药之温。热邪久留，必有伤阴之虞，加以药用苦燥，必须兼顾阴液，加用玄参、麦冬以清养之。

下焦湿热是小溲诸疾最常见证型，治以清热利湿原是寻常之法。本案所不寻常者有二：一是初诊时即用缩泉丸；二是次诊时加用清补之品。

缩泉丸，药止三味：乌药、益智仁、山药。方出《妇人大全良方》，用治肾虚下元不固之尿频、遗尿诸症。本方乃温补固涩之剂，既已辨为下焦湿热，何以用之？无他，助膀胱气化气耳！

经曰："膀胱者，州都之官，津液藏焉，气化则能出矣。"可知膀胱之主便溺，全在"气化"二字，无论气、血、虚、实，必定影响了膀胱气化，则小溲不能出矣。所以前人治诸溺疾，首重气化。而助气化之法，无若"辛、热"二字。辛则能开，热则能通，阳气通行无畅，则气化自可出矣。《医方考·卷一·伤寒门第二》"五苓散"条下所云"辛热则能化气"之意。益智仁，《药类法象》言其"气热，味大辛"，正合化气之用。非但能温，"三焦、命门气弱者宜之"（《本草纲目》），亦能通畅气机，"开发郁结，使气宣通"（《本草分经》），故能缩小便，摄涎唾。

乌药亦辛温之品。《日华子本草》称其"治一切气，除一切冷"，其辛开、温通之力可知，故亦化气之良品。乌药、益智仁二味皆为辛温之品，能助气化。尤其乌药性散而不收，益智仁善摄而不散，共助膀胱气化，二药合用，收散相因，正合"气化则能出矣"之意。二药虽辛温，然方中已用导赤、龙胆泻肝苦寒清利，故无助热之虞。本非虚证，不用山药之补涩。

药后果然尿频显减。然热象仍炽，故以前方去乌药，减益智仁以避其温。久病则正气易虚，久热则阴液必伤，今气化已行，可进清补，以使釜中有米，而能成炊，加玄参、麦冬。

（孙洁整理）

石淋案

郑某，男，48岁，2012年12月24日初诊。

主诉：右侧腰痛5天。

现病史：素有肾结石病史，5天前无明显诱因下出现右侧腰痛难忍，舌红绛，苔薄黄，脉滑。右侧肾区叩痛（＋）。泌尿系 B 超示：右侧肾脏多发结石（米粒大小）伴肾盂及左肾结晶。

西医诊断：右肾结石

中医诊断：腰痛

证型：下焦湿热

治法：清热通淋，活血止痛

处方：石韦 10g，瞿麦 15g，金钱草 30g，郁金 15g，生鸡内金 20g，海金沙 30g（包煎），六一散 15g（包煎），琥珀 3g（冲），车前草 30g，赤芍、白芍各 15g。7 剂。

二诊：2012 年 12 月 31 日复诊。右侧腰痛有减，近日外感后出现干咳，舌红绛，苔薄黄，脉滑。

处方：石韦 15g，瞿麦 30g，金钱草 30g，郁金 15g，生鸡内金 20g，海金沙 30g（包煎），六一散 15g（包煎），车前草 30g，车前子 15g（包煎），赤芍、白芍各 15g，白茅根 30g，桔梗 10g，野荞麦根 30g。7 剂。

服上药后咳嗽即消，以上方加减治疗 4 周。

七诊：2013 年 2 月 4 日。现右腰唯觉胀而酸痛，右侧肾区叩痛已消失，舌脉同前。

处方：石韦 15g，瞿麦 30g，金钱草 30g，郁金 15g，生鸡内金 20g，海金沙 30g（包煎），六一散 15g（包煎），车前子 15g，赤芍 15g，徐长卿 15g，川牛膝 15g，地鳖虫 10g，延胡 20g，川断 15g，杜仲 15g。7 剂。

按：患者素有肾结石，此次发作肾绞痛已有 5 天。B 超检查证实为右肾结石。中医诊断为腰痛。但结合西医诊断，腰痛仍由肾中结石所致。辨病论治，乃以清利为主，兼以活血定痛。方中石韦、瞿麦、滑石（六一散），金钱草、鸡内金、海金沙、琥珀、车前草八味，皆清利通淋之药，大剂用之以通淋排石。郁金、赤芍活血定痛，白芍、甘草酸甘化阴、缓急止痛。以利尿通淋治尿路结石，正是通治之法，三金合用亦乃人所共知。此方之要，在于活血、缓急二法。

观诸结石之痛，总由结石阻滞经络，不通而痛。然结石久居，经络久滞，气血必然不行，平时虽不致痛，络脉实已不通。在其发作之时，结石与气血相搏而痛。此时如果一味清利通淋，以期结石下行，则气血起而搏之，经络益塞而痛益甚矣。所以往往辅以活血通络，使气血流行，不与结石相搏，则经络方有可通之机。经络一畅，则气血流行，湿热易去，结石难留。以排石名方石韦散为例，方中以石韦、瞿麦、通草清利，滑石、冬葵子滑以去涩，更加留行子、赤芍、当归活血通络以助排石。王师此方即取石韦散方意，故用郁金、赤芍。

再者，西医认为尿路结石所致绞痛，良由平滑肌痉挛所致，所以治以解痉止痛。芍药甘草汤最善缓急止痛，能治柔痉之疾，故用之以缓诸痉挛，使输尿管平滑肌松弛，不但结石易出，还能解除梗阻而止痛。所以此案看似通治之方，实则通淋、活血、缓急三法合用，痛安不除？

二诊时腰痛已解，然不慎外感而致咳嗽。结石之疾未去，所以治法不变，略做加减以除兼症。以此方加减治之4周后，腰痛已不明显，叩痛消失。但仍感右侧腰胀而酸痛，故于清利之外，加重活血通络止痛之力。

本案以通治方为主，兼以活血、缓急、通络诸法，充分反映了王师辨病与辨证相结合的辨证思维特点。王师尝谓："中医西医病名都要辨。""西医病名一旦成立，对它的病原就清晰，诊断相对比较准确，疾病的转归、预后、疗效标准，判断十分规范明确，可防止误诊。同时还有利于启发思路，借助指标，观察疗效，增强说服力。""但非常重要的是，对西医病名不能让其牵着鼻子走。"本案虽然根据西医诊断，使用清利之剂作为基本方，但并不拘于清利，而是根据中、西医理和病情变化，灵活加用活血、缓急、通络、清热化痰等多种治法，以使方证切当，故而能收佳效。

（孙洁整理）

尿失禁案

沈某，男，57岁，2013年8月6日初诊。

主诉：漏尿 2 月余。

现病史：2 个月前行前列腺癌根治术后出现不自主漏尿，术后病理提示：前列腺癌 Gleason 3+3=6 分，已经在进行盆底肌功能训练。刻诊：行步时仍易尿失禁，疲乏无力，盗汗、口疮间作，舌质淡红胖嫩，苔薄黄腻，脉沉。

西医诊断：前列腺癌术后

中医诊断：尿失禁

证型：肾气不固

治法：益肾固涩，化浊散结

处方：桑螵蛸 15g，黄芪 15g，乌药 12g，炒黄柏 6g，知母 10g，生地黄 15g，山萸肉 12g，山药 30g，茯苓 15g，牡丹皮 10g，炒黄连 3g，半枝莲 15g，白花蛇舌草 15g，黄芩 12g，白毛藤 15g，蛇莓 15g。7 剂。

二诊：2013 年 8 月 14 日。行步时尿失禁仍有，午后为甚，口疮减而未除，盗汗有减，舌质淡红胖嫩，苔黄薄腻，脉沉。

处方：桑螵蛸 30g，黄芪 30g，乌药 15g，炒黄柏 9g，生地黄 15g，山萸肉 12g，山药 30g，茯苓 15g，牡丹皮 10g，炒黄连 3g，半枝莲 15g，白花蛇舌草 15g，黄芩 12g，蛇莓 15g，淡竹叶 12g，莲子心 3g。14 剂。

三诊：2013 年 8 月 21 日。行步时尿失禁有减，疲乏、盗汗已减，口疮已消，近日咽痒咽痛，舌质淡红胖嫩，苔黄薄，脉沉。

处方：桑螵蛸 20g，黄芪 30g，乌药 15g，炒黄柏 9g，知母 10g，生地黄 15g，山萸肉 12g，山药 30g，茯苓 15g，牡丹皮 10g，炒黄连 3g，半枝莲 15g，白花蛇舌草 15g，蛇莓 15g，白毛藤 15g，炒黄芩 12g，木蝴蝶 3g。14 剂。

按：前列腺癌，古所未载。依其症，则年老而发，阻滞精溺之窍，传为销骨之变，实为精亏髓枯，瘀毒为犯之症。西医常以根治法割之，伤其控尿之机转，则易为小溲不禁之变。且根治术虽可去有形瘀毒，而所亏精血非能自生，瘀毒痰浊常由内发，故常有反复之虞。本患即为根治术后尿失禁，症见疲乏无力、盗汗口疮，是肾中阴虚而生内热，兼有瘀浊不去之症。王师予桑螵蛸、黄芪、乌药三味养心益肾，化气缩尿以治小便不禁之标；知柏地黄丸去泽泻之利以治肾阴亏虚之本；佐以黄连、黄芩、半枝莲、白花蛇舌草、白毛藤、蛇莓清热解毒以去癌毒。二诊时诉口疮及盗汗均减，是热已有减，故减诸苦寒，稍加清心，以心火去而肾阴坚。果然三诊漏尿有减，然咽痒咽痛，故减清心之品，而加木蝴蝶以清热利咽。

（孙洁整理）

遗尿案

胡某，女，7岁，2013年6月20日初诊。

主诉：遗尿4年。

现病史：遗尿4年，经用"弥凝"（2片/次，1次/日）治疗，效果欠佳，胃纳不馨，大便时干时溏，舌红嫩尖赤，苔薄黄，脉浮。

西医诊断：遗尿

中医诊断：遗尿

证型：肝旺脾虚

方药：太子参12g，生白术9g，茯苓12g，甘草6g，石决明15g，钩藤12g（后下），桑螵蛸6g，莲须12g，鸡内金12g，炒山楂12g，麦芽15g，生地黄10g，山萸肉6g，牡丹皮6g，乌药6g。7剂。

二诊：2013年8月14日。近2月遗尿5次，排尿间隔时间延长，弥凝已减至1片/次，1次/日，更衣日一行，偶有便溏，胃纳欠佳，近日呃逆频作，舌淡红，苔薄黄，脉浮滑。

方药：太子参12g，生白术10g，茯苓12g，甘草6g，石决明15g，钩藤12g（后下），桑螵蛸6g，莲须15g，鸡内金15g，炒山楂12g，麦芽15g，生地黄10g，山萸肉6g，乌药6g，柿蒂3g。7剂。

按：遗尿是指4周岁以后，白日不能控制排尿，或不能从睡觉中醒来自觉排尿而小便自出的一种病证。《诸病源候论·小便病诸候·尿床候》谓："夫人有于眠睡不觉尿出者，是其禀质阴气偏胜，阳气偏虚者，则膀胱肾气俱冷，不能温制于水，则小便多，或不禁而遗尿。"故遗尿多责之膀胱虚寒，肾气不固。

治法多以温补。然王师认为患者舌红苔黄，当非寒象。症见纳欠佳，大便时干时溏，加之幼儿心肝常有余，肺脾肾常不足，考虑证属肝脾不调，肝旺脾虚。肝气横逆于脾，脾运化不利，故纳差、大便不调；肝旺扰心，故舌红赤；脾气升清不利，膀胱失于固涩，故见遗尿。拟健脾清肝，滋阴固涩。方中四君子健脾益气，石决明、钩藤清热平肝，生地黄、山萸肉滋阴柔肝，乌药温肾散寒，合桑螵蛸、莲须缩尿止遗，鸡内金、炒山楂、麦芽助脾运化，鸡内金亦可止遗，牡丹皮泻君相之火。二诊患者遗尿改善，脾虚之症仍在，舌红转淡，新见呃逆。故原方去牡丹皮泄热，而加柿蒂下气止逆。

（林友宝整理）

遗精案1

左某，男，26岁，2013年2月16日初诊。

主诉：遗精8年。

现病史：病起于高中阶段，因学习紧张，高中、本科时每周遗精3次，研究生阶段每周遗精1次，伴畏寒、自汗、腰酸，记忆力尚可，经心理咨询后有所改善，舌红，苔白腻根厚，脉细弦。

西医诊断：遗精

中医诊断：遗精

证型：肾虚精关不固

治法：滋阴补肾，涩精止遗

处方：晨服六味地黄丸，晚服五子衍宗丸。服药1个月。

二诊：2013年3月20日。仍有遗精，次数稍有减少，且伴腰痛，左侧为甚，尿频，心烦寐劣，舌尖红赤，苔白腻，脉细弦。

处方：牡丹皮9g，焦山栀9g，柴胡9g，生白芍12g，当归12g，茯苓15g，生地黄15g，淡竹叶15g，木通6g，生甘草6g，龙齿30g（先煎），牡蛎30g（先煎）。14剂。

三诊：2013年4月2日。遗精次数明显减少，心烦寐劣显减，尿频消失，仍有腰痛，舌红，苔薄白，脉细弦。守方14剂。

　　按： 遗精是一种生理现象，是指不因性交而精液自行泄出，中医将精液自遗现象称遗精或失精。有梦而遗者名为梦遗，无梦而遗，甚至清醒时精液自行滑出者为滑精。王师认为遗精病机一则为火邪或湿热，下扰精室；二则为脾肾亏虚，封藏固摄失职。病变脏腑重在心肾，与肝脾关系密切。治当或以清泄，或以培补，忌一味固涩。临床实际中，往往虚实夹杂，故需标本兼顾。本例患者起病因学业紧张，肝气郁滞，郁久化火，下扰精室，而致精关失固，日久肾气虚损，闭藏失职。首诊时因患者煎服药不便，要求中成药治疗，考虑其病久，且伴畏寒、自汗、腰酸等肾虚不足之象，故以补肾填精止遗为治，而予六味地黄合五子衍宗，但效果不佳。二诊时，结合其心烦寐劣，舌红尖赤，且既往经心理咨询获效，从而将病机重点转移到肾精亏虚为本，心肝郁火为标，以六味、五子、金锁固精培其本，丹栀逍遥合导赤散治其标，佐龙齿、牡蛎既有重镇安神之功，且有收涩止遗之效。提示治疗过程中需时刻注意辨证施治，不可因循陈规，一遇遗精即认为是肾虚，妄施补涩，否则必致邪闭于内，湿热火邪更盛，反致遗精频作。

（智屹惠整理）

【王师评语】

　　遗精病机一则为火邪或湿热，下扰精室；二则为脾肾亏虚，封藏固摄失职。病变脏腑重在心肾，与肝脾关系密切。治疗当以清泄、培补为要，忌唯以固涩为主。临床中，往往虚实夹杂，故需标本兼顾。本例患者肾精亏虚为本，心肝郁火为标，故以六味、五子、金锁固精培其本，丹栀逍遥合导赤散治其标，佐龙齿、牡蛎既有重镇安神之功，且有收涩止遗之效。中医药治疗的同时尚配合心理疗法，多管齐下，故取得了较为满意的疗效。

遗精案2

范某，男，36岁，2013年2月21日初诊。

主诉：遗精 10 年余。

现病史：素有遗精痼疾，夜间寐劣、早醒，晨起疲乏，常易腹泻，日二三行，便前腹痛不适，便后则减，入冬四肢畏寒，舌淡红，苔薄白，脉沉软。

西医诊断：遗精

中医诊断：遗精

证型：肝旺脾虚

治法：疏肝养血健脾

处方：炒陈皮 12g，白芍 15g，防风 10g，炒白术 12g，炒党参 15g，茯苓 15g，炮姜 6g，甘草 10g，北秫米 15g（包煎），炒枣仁 30g（打碎），夜交藤 30g，合欢皮 12g，地锦草 30g，刺五加 15g，莲子 15g。14 剂。

二诊：2013 年 3 月 21 日。寐劣有减，早醒仍有，更衣日二三行，成形，性趣索然，偶有遗精，频率已减，舌红嫩，苔薄白，脉弱。

处方：刺五加 15g，龙齿 30g（先煎），炒白术 12g，合欢皮 12g，淫羊藿 20g，炒枣仁 30g（打碎），仙茅 12g，陈皮 10g，炒党参 15g，莲子心 6g，锁阳 12g，巴戟天 15g，茯苓 15g，紫贝齿 30g（先煎），甘草 6g。14 剂。

按：遗精之疾，西医颇以为非疾，无需治疗。然遗精反复频发，常伴失眠、焦虑、心悸、乏力、性功能障碍等症，以遗精无碍一语让之，未免失之草率。国医素重此疾，认为精关不固，可责于心、肝、脾、肾四脏及精室。本案遗精痼疾，不在一日，而伴寐劣、疲乏、易腹泻，知其病位主要在脾。脾虚不摄，故见遗精；脾虚湿困，故见乏力而泻。然其人，便前腹痛，泻后痛减，知亦有肝木克脾之证。治以平肝助脾，而以脾药为主。王师方以痛泻要方崇土伐木，理中汤温中固摄，加刺五加、莲子益气健脾，茯苓、酸枣仁、夜交藤安神，秫米、合欢皮解郁。药后遗精减，寐转佳，而性趣索然，两脉俱弱，乃于前方再加补益肝肾诸药以求其本。

（孙洁整理）

阳痿案

王某,男,29 岁,2014 年 4 月 22 日初诊。

主诉:阳痿 1 年。

现病史:勃起不佳伴易疲劳 1 年,面色暗滞,舌淡红嫩,边有齿痕,苔薄白,脉沉。

西医诊断:勃起功能障碍

中医诊断:阳痿

证型:肾阳不足

治法:温补肾阳

处方:肉桂 3g,淡附子 3g(先煎),熟地黄 15g,山萸肉 12g,枸杞子 15g,菟丝子 15g,巴戟天 15g,淫羊藿 20g,黄芪 30g,苍术 10g,白术 10g,当归 15g,防风 10g,合欢皮 15g,怀牛膝 15g。14 剂。

二诊:2014 年 6 月 25 日。晨勃有改善,房事仍不坚,舌淡红胖嫩,苔薄黄,脉沉弱。

处方:韭菜子 15g,黄芪 30g,淫羊藿 20g,当归 15g,津柴胡 9g,白术 12g,合欢皮 12g,郁金 12g,鸡血藤 20g,丹参 15g,山萸肉 15g,枸杞子 15g,川牛膝 15g,菟丝子 15g,巴戟天 15g,熟地黄 15g,肉桂 3g,附子 3g(先煎)。14 剂。

按:阳痿之症,常常除勃起欠佳之外,别无所苦。此时则有无证可辨之虞。这种无证可辨的情况下,辨病论治是思路之一。这个病指的是中医的"病"。《景岳全书》曰:"凡男子阳痿不起,多由命门火衰,精气虚冷。或以七情劳倦,损伤生阳之气,多致此证;亦有湿热炽盛,以致宗筋弛缓,而为痿弱者。……但火衰者十居七八,而火盛者仅有之耳。"可见肾阳不足正是阳痿的常见病机。

该患者除阳痿之外,兼症较少,唯易疲劳,面色暗滞,此皆阳虚之象,与景岳所云火衰病机相符。舌脉亦支持肾阳不足,故王师辨为是证,治以温补肾阳。取右归丸之意，熟地黄、山萸肉、枸杞子、菟丝子、当归补益肝肾精血，加肉桂、制附子少火生气以补肾阳；巴戟天、淫羊藿补肾助阳；芪、术益气以助阳；牛膝补肝肾、行血络，引芪、术下行益肝肾之气。所以加用合欢皮者，阳痿患者无论何证，总之易郁而难舒，稍加蠲忿以散郁结也。二诊时勃起虽有缓解，但同房仍有不坚，考虑到久病入络，宗筋络阻也是阳痿的重要病因，故再加解郁通络之品。

（孙洁整理）

白浊案

方某，男，28岁，2013年5月15日初诊。

主诉：夜尿增多伴尿浊3年余。

现病史：夜尿频多，尿后白浊，消瘦羸劣，易醒，夜间腰背酸痛，舌红，苔薄花剥，脉细濡。

西医诊断：慢性前列腺炎

中医诊断：白浊

证型：肾阴不足，虚火夹浊

治法：养阴清热，益肾化浊

处方：知母12g，炒黄柏9g，生地黄15g，山萸肉15g，牡丹皮9g，茯苓15g，泽泻15g，山药30g，川断15g，杜仲15g，留行子30g，益智仁10g，乌药15g，莲须15g，芡实15g。7剂。

二诊：2013年5月30日。夜尿次数有减，尿后白浊已消，梦扰不甚，纳呆，舌红，苔薄花剥，脉细濡。

处方：知母12g，炒黄柏9g，生地黄15g，山萸肉12g，牡丹皮9g，茯苓15g，泽泻15g，山药30g，川断15g，杜仲15g，乌药15g，留行子30g，桑螵蛸10g，炒山楂15g，麦芽30g。14剂。

按：青年男性，夜尿频多而伴尿浊，可虚可实。但其人伴消瘦羸劣、腰背酸痛，舌虽红而苔花剥，可知肾阴不足。尿浊而脉细濡，知其肾阴不足，虚火不能化水，反生浊邪，与虚火相合故也。治当养阴清热、益肾化浊并举。以知柏地黄丸养阴清热，缩泉丸益肾缩尿，川断、杜仲强健腰筋，留行子通络，专祛肾络之败精浊邪，辅以莲须、芡实二味涩精去浊。药后夜尿减少，白浊已无，但感纳呆，故加桑螵蛸宁心涩精，山楂、麦芽消食和胃。

治此类夜尿白浊之症，养阴化浊并非常法，王师尝谓：吾治青年男子白浊，虚、瘀、湿、郁四字而已。虚者，多为肝、脾、肾三脏之虚；瘀者，非但血瘀，亦有精瘀，可以路路通、留行子之类，亦可用白毛藤、络石藤、忍冬藤之类；湿者，非但水湿，常合浊邪而成湿浊顽疾，必须重视化浊药的运用，如土茯苓、蒲公英、败酱草之类；郁者，多为情志郁结，可加用合欢皮、合欢米、北秫米、郁金之类。

（孙洁整理）

气血津液系

郁证案1

刘某，女，39岁，2013年6月23日初诊。

主诉：畏寒懒动半年。

现病史：患者半年前始觉畏寒，乏力懒动，情怀抑郁，不欲与人交往，当地医院检查均未见异常，后至本院精神卫生科就诊，诊断为抑郁症，予"左洛复"（1片/次，1次/日）口服。刻诊：畏寒恶风，时值六月仍着秋衣秋裤，自汗出，纳呆食少，头胀胫酸，两肩胀滞，乏力懒动，反应迟钝，舌淡红，苔薄白，脉浮缓。

西医诊断：抑郁症

中医诊断：郁证

证型：营卫不和

治法：解肌祛风，调和营卫

处方：桂枝 9g，白芍 9g，甘草 6g，大枣 15g，生姜 3 片，黄芪 15g，淮小麦 30g。7 剂。

二诊：2013 年 6 月 30 日。畏寒恶风显减，自汗有减，头胀胫酸，仍有两肩胀滞，情怀怫郁，舌淡红，苔薄白，脉缓。上方加玫瑰花 6g，佛手片 10g。7 剂。

三诊：2013 年 7 月 7 日。衣裤已减，无畏寒恶风，汗出不显，仍觉头胀胫酸，情志不舒，舌淡红，苔薄白，脉细弱。

处方：桂枝 9g，黄芪 15g，白芍 9g，红枣 15g，甘草 6g，淮小麦 30g，生牡蛎 30g，当归 9g，生地黄 12g，玄参 10g，太子参 12g，玫瑰花 6g，佛手片 10g。7 剂。

四诊：2013 年 7 月 14 日。已穿裙装，诉两肩胀滞尚有，大腹受寒则痛，泛酸、嗳气，舌红嫩，苔薄黄，脉细。"左洛复"已减量至每次半片，每日 1 次。

处方：桂枝 9g，黄芪 15g，白芍 9g，甘草 6g，当归 9g，玫瑰花 6g，佛手片 10g，煅瓦楞子 30g，黄连 3g，吴茱萸 1.5g，葛根 15g，柴胡 9g。14 剂。

五诊：2013 年 12 月 28 日。与友人同来，谈笑自如，诉进食核桃后脘胀，嗳气后可缓解，颈项板滞，腰膂不适，耳鸣，舌红边有齿痕，苔薄白，脉细。"左洛复"已减至每次 1/3 片，每日 1 次。

处方：桂枝 9g，白芍 9g，甘草 3g，当归 9g，佛手 9g，葛根 30g，柴胡 9g，黄芩 12g，制半夏 9g，北秫米 15g（包煎），砂仁 3g（后下），制香附 9g，白术 9g。14 剂。

按：抑郁症是一种常见的精神疾病，是精神科自杀率最高的疾病，发病率很高，几乎每 7 个成年人中就有 1 个抑郁症患者。本病的临床表现多样，严重者可出现自杀念头和行为。本例患者虽有抑郁症病史，但其主症为畏寒恶风，自汗出，头胀胫酸，除不具有发热外，与伤寒太阳表虚证症状非常类似，辨证当属营卫不和，卫弱营强，卫阳不足，失于固摄温煦。营卫不和可由外邪所致，如伤寒论中的太阳中风证；有营卫自病者，如伤寒论的 53、54 条即是；还有脏腑病变致营卫不和者，本案即是。因情怀怫郁，木乘土位，纳呆食少，脾胃虚弱，化源不足，脉络失充，遂有诸症。王师治以桂枝汤调和营卫，合甘麦大枣汤养心安神，另加黄芪固表。此后患者多次复诊，根据其临床表现不断加减化裁，然桂枝汤始终作为主方贯穿始终。桂枝汤是《伤寒论》的代表方之一，历代医家称其为仲景"群方之冠"。柯韵伯、王子接、郑钦安都谈到本方既是解表剂，又是和里剂，不仅可用于外感风寒表虚证，也可广泛用于营卫失调、营卫不足及阴阳失调所导致的许多疾病。正如《伤寒来苏集》所言，"辨证为主，合此证即用此汤，不必问其为伤寒、中风与杂病也"。然王师言：治疗抑郁症，还需加以心理疏导，使心结得解，神机调畅，疗效更佳。

（智屹惠、张弘整理）

 【王师评语】

抑郁症属于中医学郁证范畴，其病机主要为阳气郁遏，营卫失调。"阳气者，精则养神，柔则养筋"。阳气郁遏，精不养神，故见情绪低落、反应迟钝。"卫气者，所以温分肉、充皮肤、肥腠理、司开阖者也""昼日行于阳，夜行于阴"，卫阳被遏，"不共营气和谐"，故倦怠乏力、畏寒自汗，且诸症"晨重暮轻"。治以桂枝汤合甘麦大枣汤宣阳开郁、调和营卫，同时加以心理疏通，使患者心结得解，阳气遂以振奋，神机得以调畅。

郁证案 2

朱某，男，46 岁，2015 年 12 月 22 日初诊。

主诉：情绪低落 4 年。

现病史：心情郁怫，头昏懒言，心悸脘痞，舌暗红，苔白厚腻，脉细弦。

西医诊断：抑郁症

中医诊断：郁证

证型：胆郁痰扰

治法：利胆化痰

处方：天麻 9g，制半夏 15g，陈皮 10g，茯苓 15g，枳壳 10g，竹茹 20g，胆南星 10g，天竺黄 10g，制香附 10g，苍术 10g，川芎 9g。7 剂。

二诊：2015 年 12 月 30 日。药后诸症有减，守方 14 剂。

按：郁证虽多见于女性，但随着社会压力的骤增，男性的发病率正在逐年上升。郁证起病可急可缓，情志刺激突然而强烈，则起病较急；情志所伤相对缓和，则起病较缓。本例患者因工作压力与家庭压力双重打击，郁郁寡欢 4 年之久。气郁痰生，痰热内扰，胆失疏泄，胃失和降，而见诸症。王师以温胆汤合越鞠丸加减，以清胆和胃、行气解郁。7 剂后患者症状改善，守方再进。

（张弘、叶姝均整理）

梅核气案

徐某，女，51 岁，2013 年 8 月 21 日初诊。

主诉：喉间痰黏，咳之不出，咽之不下 2 个月。

现病史：2 个月前出现喉间痰粘，咳之不出，咽之不下，无吞咽困难，胃脘胀满，心下痞塞，大便时溏，寐则梦多，舌淡红边有齿痕，苔薄白略腻，脉滑。停经 3 年。

西医诊断：咽异感症

中医诊断：梅核气

证型：痰凝气结

治法：行气散结

处方：制半夏 12g，厚朴 10g，苏叶 10g，苏梗 10g，茯苓 15g，砂仁 6g（后下），香橼 10g，佛手 10g，合欢米 12g，合欢皮 12g，枳壳 6g。7 剂。

二诊：2013 年 8 月 29 日。药后喉间不适明显减轻，头晕，心下痞闷、寐劣梦多仍有，嗳气，耳鸣，大便通而不畅，舌淡红，苔薄白，脉滑。

处方：制半夏 12g，厚朴 10g，苏叶 10g，苏梗 10g，茯苓 15g，砂仁 6g（后下），香橼 10g，佛手 10g，合欢米 12g，合欢皮 12g，枳壳 6g，太子参 15g，五味子 6g，麦冬 15g。7 剂。

三诊：2013 年 9 月 6 日。药后诸症平稳，耳鸣尚有，背脊胀感，大便二日一行，舌红嫩，苔薄白，脉细。

处方：厚朴10g，制半夏12g，苏叶10g，茯苓15g，苏梗10g，砂仁6g（后下），香橼10g，佛手10g，合欢米12g，枳壳6g，太子参15g，五味子6g，麦冬12g。7剂。

按：梅核气是指自觉喉间有异物感，吐之不出，咽之不下，而进食时无明显梗阻感的一类疾病。"梅核气"一名首见于宋代《南阳活人书》，而有关病证记载，最早见于《灵枢·邪气脏腑病形》，其曰："脉……大甚为喉吤"，即言喉间有物。汉代《金匮要略》描述了妇人"咽中如有炙脔"的症状及治疗。其主要病因多为情志不畅，肝气郁结，循经上逆，结于咽喉或乘脾犯胃，运化失司，津液不得输布，凝结成痰，痰气结于咽喉引起。本例患者51岁，天癸已绝，脏腑功能趋于减退，脾胃之升清降浊功能欠佳，致使痰湿内蕴，表现为胃脘胀满，心下痞塞，大便时溏；肝郁痰阻，痰气交结于咽喉，故而咽喉异物感，咳之不出，咽之不下。王师以半夏厚朴汤作为基础方，行气散结，降逆化痰；本病重在调节情志，故香橼、佛手、合欢米、合欢皮疏肝理气解郁；脾为生痰之源，加用砂仁温补脾阳以运脾化湿；同时加用枳壳，以加强行气散结之功效。首方获效，至三诊时，患者诸症已趋于平稳。

（林友宝、沈淑华整理）

血证案1

郑某，女，18岁，2013年3月1日初诊。

主诉：双下肢紫癜2日。

现病史：患者外感后出现双下肢紫癜，对称分布，紫癜大小不等，颜色偏深红色，按之不褪色，无瘙痒，无关节肿胀热痛，无便血尿血，舌偏红，苔薄黄，脉数。

西医诊断：过敏性紫癜

中医诊断：肌衄

证型：风热伤络，血热炽盛

治法：清热凉血，兼以疏风

处方：水牛角30g（先煎），生地黄15g，赤芍12g，牡丹皮9g，紫草15g，白茅根30g，生槐米15g，白鲜皮15g，蝉蜕9g，地肤子15g，荆芥9g，苦参6g。7剂。

二诊：2013年3月8日。药后右下肢紫癜显减，左下肢紫癜减而未除，舌淡红，苔薄黄，脉细滑。

处方：水牛角15g（先煎），生地黄15g，赤芍12g，牡丹皮9g，紫草15g，白茅根30g，生槐米15g，白鲜皮15g，蝉蜕6g，地肤子15g，荆芥9g，苦参6g，生白术15g，甘草6g。7剂。

三诊：2013年3月15日。药后双下肢紫癜明显减轻，颜色消退，舌淡红，苔薄黄，脉细濡。

处方：水牛角15g（先煎），生地黄15g，赤芍12g，牡丹皮9g，紫草15g，白茅根30g，生槐米15g，白鲜皮15g，蝉蜕6g，地肤子15g，荆芥9g，苦参6g，生白术15g，甘草3g。7剂。

按：患者病起于风热之邪入侵，邪热入络，络脉受损，血溢脉外，发为肌衄。风性善行数变，携热内扰血脉，故而可见双下肢紫癜，分布对称，紫癜大小不等。患者初病，血瘀新成，故而颜色偏深红色，血在脉外而不复，因而按之不褪色；患者初病，病情未累及关节、胃肠、双肾，因而无关节肿胀热痛，无便血、尿血。方中水牛角清热解毒凉血，代用犀角，除血分之热；生地黄清热凉血生津；赤芍、牡丹皮清热凉血而又能消瘀，瘀血去则新血生；紫草清热解毒、凉血活血；白茅根、生槐米凉血止血，且白茅根能清肺胃之热；蝉蜕、荆芥有祛风透疹之功；苦参、白鲜皮、地肤子有祛风燥湿之用。诸药合用，共奏清热凉血疏风之效。

（童宏选、沈淑华整理）

血证案2

费某，女，27岁。2014年1月7日初诊。

主诉：反复鼻衄1月余。

现病史：1个月来反复鼻衄，血色鲜红，伴咽痛、口舌干燥，心烦，舌质红嫩，苔薄黄，根略腻，脉细濡。

西医诊断：鼻出血

中医诊断：鼻衄

证型：肝火上炎，湿浊中阻

治法：疏肝和中，清热解郁

方药：石决明30g，柴胡6g，玫瑰花3g，合欢花12g，绿梅花6g，玳玳花3g，白芍12g，甘草6g，丹参15g，炒黄芩12g，苏梗6g，化橘红6g，薏苡仁12g，茯苓15g。7剂。

二诊：2014年1月14日。鼻衄已消，经将行，心烦胸闷，纳寐无殊，舌红嫩，苔薄黄，脉细弦。

处方：石决明30g，柴胡6g，玳玳花3g，绿梅花6g，赤芍12g，甘草6g，丹参15g，益母草12g，炒黄芩12g，小胡麻12g，月季花6g，合欢皮12g，茯苓15g，合欢米12g。7剂。

按：王师认为鼻衄多由火热迫血妄行所致，其中实证以肺热、胃热、肝热为常见。本例患者肝郁内热，肝火上炎，迫血妄行，症见心烦、鼻衄，咽痛，口舌干燥；而苔根略腻，脉细濡为湿浊中阻之象。故本证以肝郁化火为主，湿浊中阻为次。治以疏肝和中，清热解郁。方中石决明、柴胡、黄芩清肝火，镇肝气；玫瑰花、合欢花、代代花，疏肝解郁，助肝之用；芍药、甘草，补肝柔肝，滋肝之体，亦可防疏肝之药伤肝阴；丹参，苦、凉，凉血活血，祛瘀生新，以消瘀、宁血、补血；苏梗行气宽中，化橘红理气燥湿，薏苡仁、茯苓健脾利湿，共消湿浊。

二诊时，患者湿浊已消，经将行，故去化橘红、苏梗、薏苡仁，加益母草、小胡麻，白芍改赤芍，以活血通经，使经行不滞。方中柴胡仅用6g，是取其疏肝的功效，若用其和解少阳之邪，则用量要大。如《伤寒论》中小柴胡汤，柴胡为半斤，日三服；四逆散中柴胡为十分，而且是服方寸匕，日三服。

（林友宝整理）

汗证案1

吴某，男，50岁，2012年9月14日初诊。

主诉：盗汗2月余。

现病史：2个月来反复盗汗，下半身为甚，头晕间作，不易入睡，寐则噩梦纷纭，腰膝酸软，舌红，苔薄黄，脉沉细。

西医诊断：植物神经功能紊乱

中医诊断：盗汗

证型：阴虚内热

治法：滋阴清热

处方：当归12g，生地黄12g，熟地黄12g，黄芩12g，黄连6g，黄柏9g，黄芪30g，绞股蓝30g，煅牡蛎30g，糯稻根30g，瘪桃干15g，稽豆衣30g，浮小麦30g。10剂。

二诊：2012年9月24日。盗汗、头晕、腰膝酸软显减，夜间仍寐劣，舌红，苔薄黄，脉细软。

处方：当归12g，生地黄12g，熟地黄12g，黄芩12g，黄连6g，黄柏9g，绞股蓝30g，煅牡蛎30g，糯稻根30g，瘪桃干15g，稽豆衣30g，浮小麦30g，枣仁30g，夜交藤30g，刺五加15g，合欢皮12g。10剂。

按： 盗汗，又称寝汗，是指入睡后出汗，醒后即止。出自张仲景《金匮要略·血痹虚劳病脉证治并治》。患者天命之年，阴血亏耗，虚火内炽，迫液外泄，故见盗汗，热扰神明则夜间寐劣，骨髓不充、髓海不足则腰膝酸软、头晕间作。王师以东垣《兰室秘藏》"治盗汗之圣药"当归六黄汤加减。方中当归、二地滋阴养血，阴血充则火自降；三黄清热泻火，火热去则阴自坚；倍用黄芪益气固表，则腠理得固。本方滋阴泻火之力强，而固涩之效不足，故加用绞股蓝、煅牡蛎、糯稻根、瘪桃干、稽豆衣、浮小麦以增益气固涩之功。二诊时寐劣仍有，故加用枣仁、夜交藤、刺五加、合欢皮补益气血、宁心安神。

（沈淑华、叶姝均整理）

汗证案 2

方某，女，42 岁，2012 年 3 月 8 日初诊。

主诉：盗汗半年余。

现病史：半年前妊娠后出现盗汗，轻则胸背汗出，甚则周身汗出，四肢酸冷，偶有心悸，更衣稀溏，日一二行，舌淡红欠华，苔薄白，脉细滑。

西医诊断：植物神经功能紊乱

中医诊断：汗证

证型：心脾两虚

治法：益气养血，温阳固表

处方：党参 15g，炒白术 12g，茯苓 15g，甘草 6g，炒枣仁 15g（打碎），广木香 3g，黄芪 30g，当归 10g，防风 6g，淮小麦 30g，红枣 30g，肉桂 3g，煅牡蛎 30g，麻黄根 10g，糯稻根 30g。7 剂。

二诊：2012 年 3 月 15 日。盗汗已消，大便成形，畏寒肢冷有减，舌淡红，苔薄白，脉细滑。

处方：党参 15g，炒白术 12g，茯苓 15g，甘草 6g，炒枣仁 15g（打碎），广木香 3g，黄芪 30g，当归 12g，防风 6g，淮小麦 30g，红枣 30g，肉桂 3g，煅牡蛎 30g，糯稻根 30g。7 剂。

按：经云"阳加于阴谓之汗"。汗证病因总由阴阳不和。故云自汗多属阳虚，卫气不固，表虚自汗；盗汗多属阴虚，阴虚内热，热迫液出。而张景岳曰自汗、盗汗，亦各有阴阳之证，不得谓自汗必属阳虚，盗汗必属阴虚也，并提出辨有无火而分阴阳。有火而汗出者，以火盛灼阴，阴虚可知也；无火而汗出者，以表气不固，阳虚可知也。本例患者产后气血不足，卫外不固，故盗汗；气损及阳，故便溏肢冷；气衰血少，不能藏神，故心悸。王师方以归脾汤合玉屏风散、甘麦大枣汤加减益气补血、养心安神、固表止汗。且在大队补益药中加少量肉桂更可助脾之运化，少火生气，鼓舞气血生长。

（林友宝、沈淑华整理）

汗证案3

陈某，男，15岁，2010年2月4初诊。

主诉：自汗、乏力8天。

现病史：5年前罹患急性白血病，为急性非淋巴细胞性白血病急粒部分分化型，其后行骨髓移植（allo-HSCT），1年前复发。刻诊：化疗后8天，形体丰腴，自汗乏力，动辄气短，面色㿠白，舌淡红，苔薄黄，脉濡。血常规示：WBC 1.5×10^9/L，PLT 2.7×10^9/L。

西医诊断：急性非淋巴细胞白血病化疗后

中医诊断：汗证

证型：气血两虚，热毒内蕴

治法：益气养血，佐以清化

处方：太子参30g，黄芪60g，生地黄、熟地黄各12g，制黄精30g，女贞子15g，五味子12g，紫草15g，白薇10g，玄参15g，三叶青12g。7剂。

守方加减三次，诸症显减，遂进行第二次骨髓移植。

四诊：2010年5月11日。第二次骨髓移植后5天，胸背痤疮，面部脓疱，舌红，苔黄根略腻，脉滑数。血常规：WBC 6.5×10^9/L，PLT 5.9×10^9/L。

处方：紫草20g，金银花20g，野菊花15g，蒲公英30g，紫花地丁30g，天葵子15g，连翘15g，土茯苓30g，黄芩20g，丹参30g，赤芍20g，乌元参30g，生地黄30g。7剂。

经过2次诊疗后，患者痤疮明显减轻，面部脓疱消失。

按：患者年幼时罹患白血病，虽经骨髓移植，然而又复发，经过多次化疗，正气亦损，表现出虚劳之象。气血两虚，动辄气短，神疲乏力，不能固表，自汗易汗，气血不能上荣，面色㿠白。舌淡红，脉濡，为气血不足之象。其虽经化疗，热毒并未除尽，实为虚实夹杂，以虚为主。王师以大剂太子参、黄芪健脾益气，生熟地黄、女贞子滋阴补肾，制黄精、五味子益气养阴、收敛固涩，紫草、白薇、玄参、三叶青清热解毒、凉血活血。诸药合用，补中有清，正气得助，邪毒得清，诸症显减。第二次骨髓移植后，患者热毒内盛，出现胸背痤疮，面部脓疱，故转投五味消毒饮清热解毒消疮，并加连翘、土茯苓、黄芩以增清热解毒燥湿之功效，更以紫草、丹参、赤芍、乌元参、生地黄清热凉血，亦收佳效。

（沈淑华、童宏选整理）

肥满案

诸某，男，50岁，2013年12月13日就诊。

主诉：反复神疲乏力3月余。

现病史：患者形体丰腴，3个月前无明显诱因下出现疲乏无力，昼日思睡，纳谷欠佳，夜寐、二便尚可，舌暗红，苔黄腻，脉迟缓。近期体检结果示：混合型高脂血症（总胆固醇7.11mmol/L，低密度脂蛋白3.81mmol/L，甘油三酯7.66mmol/L），BMI 27.8，腰围96cm，血压135/85mmHg。

西医诊断：代谢综合征

中医诊断：肥满

证型：浊瘀互阻

治法：温肾运脾，化浊活血

处方：苍术12g，生白术12g，莪术12g，制半夏12g，车前子15g（包煎），泽泻15g，陈皮10g，茯苓30g，生山楂12g，决明子15g，黄芩15g，荷叶20g，薏苡仁30g，牡丹皮10g，丹参30g，三七9g，乌药15g，肉桂3g，鸡血藤20g，淫羊藿15g，菟丝子15g。7剂。另嘱生活方式调摄。

二诊：2013年12月25日。药后疲乏感较前有所缓解，近日后颈板滞，晨起多眼屎，小溲浑浊，舌暗红，苔黄腻，脉迟缓。

处方：苍术12g，生白术12g，莪术15g，制半夏15g，车前子15g（包煎），泽泻15g，陈皮15g，茯苓15g，生山楂30g，决明子30g，黄芩15g，荷叶

20g，薏苡仁 30g，牡丹皮 10g，葛根 30g，丹参 30g，三七 9g，乌药 15g，肉桂 3g，木贼草 15g，白菊花 10g。14 剂。

三诊：2014 年 1 月 9 日。药后自觉无明显不适，舌质淡暗，苔薄黄，脉细缓。今日血压 130/75mmHg，2014 年 1 月 8 日复查甘油三酯 4.47mmol/L，低密度胆固醇 3.5mmol/L，总胆固醇正常，BMI 27.2，腰围 92cm，血压 128/82mmHg。

处方：苍术 12g，生白术 12g，莪术 15g，制半夏 9g，车前子 15g（包煎），泽泻 15g，陈皮 9g，茯苓 15g，生山楂 30g，决明子 30g，荷叶 20g，薏苡仁 30g，葛根 30g，丹参 30g，三七 9g，肉桂 3g，蒲黄粉 9g（包煎）。14 剂。

按：患者行陶朱经营，饮食起居失于常度，加之年过半百，脏腑懈怠，遂至痰湿内生。湿性重浊，故神疲乏力；头为诸阳之会，痰浊蒙蔽清窍，故倦怠嗜睡；湿阻中焦，故胃纳欠馨；舌暗红，苔黄腻，脉迟缓，乃湿浊蕴久化热，血脉不利之象。治当温肾运脾、活血化浊，王师取自拟三术二陈一桂汤加减。湿热内盛，故加车前子、薏苡仁淡渗利湿，黄芩清热，更以乌药、淫羊藿、菟丝子伍肉桂温肾，以资脾阳运化水湿；血行不畅，故以丹参、牡丹皮、鸡血藤、三七助莪术活血通络；另以决明子、生山楂、荷叶消食化积、轻身降脂。二诊因晨起多眼屎，故加白菊花、木贼草清肝明目。三诊诸症显减，加用蒲黄活血降脂。

（沈淑华整理）

痰核案

魏某，男，76 岁，2013 年 8 月 7 日初诊。

主诉：发现颈部肿块 19 个月。

现病史：患者 19 个月前发现颈部肿大，遂于当地医院诊治，被诊断为恶性淋巴瘤，经多次放、化疗治疗，颈部肿块明显缩小，但造成唾液腺损害。刻诊：口干、便干，颈部淋巴结肿大不明显，舌红而干，苔净有散在性白腐苔，脉弦滑。

西医诊断：淋巴瘤

中医诊断：痰核

证型：药毒伤津

治法：养阴生津，清热解毒

处方：生地黄 24g，天冬 12g，麦冬 12g，特二级石斛 12g（先煎），知母 12g，天花粉 12g，瓜蒌仁 12g（打碎），瓜蒌皮 12g，猫人参 30g，猫爪草 20g，垂盆草 30g，虎杖 20g，三叶青 12g，生白术 15g，火麻仁 30g（打碎）。14 剂。

二诊：2013 年 8 月 25 日。更衣较前顺畅，口干仍有，舌淡红有裂纹，苔薄略腐而干，脉弦滑。

处方：生地黄 24g，玄参 15g，天冬、麦冬各 12g，特二级石斛 12g（先煎），知母 12g，天花粉 12g，瓜蒌皮 12g，瓜蒌仁 12g（打碎），猫人参 30g，猫爪草 30g，垂盆草 30g，虎杖 15g，三叶青 12g，生白术 20g，火麻仁 30g（打碎），天葵子 12g。14 剂。

三诊：2013 年 9 月 10 日。口干有减、手麻，舌红，苔有花剥，脉细濡。

处方：生地黄 24g，玄参 15g，天冬、麦冬各 12g，特二级石斛 12g（先煎），瓜蒌皮 12g，瓜蒌仁 12g（打碎），猫人参 30g，猫爪草 30g，垂盆草 30g，虎杖 15g，三叶青 12g，生白术 20g，火麻仁 30g（打碎），天葵子 12g，赤芍 15g，丹参 20g。14 剂。

按：患者罹患顽疾，经多次化疗、放疗后，痰核消减，此乃佳兆。然而治疗损伤人体正气，导致阴阳失衡，出现口干、便干、舌红而干等表现，这是阴虚之症。从苔象和脉象上，可见尚有痰浊之象。王师认为总体上要兼顾阴虚和痰核这两点，痰核为本，不忘治痰。当以养阴润燥，化痰散结之法治之。方用软坚消核汤（制半夏、制南星、皂角刺、猫爪草、甲片、夏枯草、天葵子、白芥子，详见验方选介）合增液汤加减而成。用生地黄、玄参清热养阴，天冬、麦冬、石斛滋阴润燥生津、知母、天花粉清热生津，用瓜蒌仁、瓜蒌皮、猫爪草化痰散结，猫人参清热解毒消肿，垂盆草、虎杖、清热解毒利湿，三叶青清热解毒化痰，生白术益气健脾，火麻仁润肠通便。诸药合用，则阴虚得养，痰结得散，顽疾可图。在此方基础上加减，经过约半年的调治，患者口干、便干的症状明显缓解，颈部淋巴结未见增大。

（童宏选整理）

乳癖案

曹某，女，34岁，2014年6月3日初诊。

主诉：双乳反复疼痛10余年。

现病史：10余年来反复双乳间歇性疼痛，经前10天尤甚，心烦易怒，夜间寐劣，不易入睡，寐即易醒，末次月经时间：2014年5月3日，伴痛经、血块，舌淡红，苔薄黄，脉弦。2014年6月1日乳腺B超提示：双侧乳腺增生，BI-RADS 3级。

西医诊断：乳腺增生症

中医诊断：乳癖

证型：肝气郁结，气血瘀滞

治法：疏肝解郁，行气活血

处方：津柴胡9g，白芍12g，赤芍12g，枳壳10g，甘草10g，香附10g，川芎9g，陈皮10g，延胡索20g，川楝子9g，丹参15g，小胡麻15g，益母草15g，橘络10g，橘核10g。7剂。

二诊：2014年6月17日。乳房疼痛显减，寐劣亦减，末次月经时间：2014年6月5日，痛经、血块亦减，舌边尖红，苔薄黄糙，脉细弦。

处方：津柴胡9g，白芍12g，赤芍12g，枳壳10g，甘草10g，香附10g，川芎9g，陈皮10g，延胡索20g，丹参15g，小胡麻15g，益母草15g，橘络10g，橘核10g，生地黄15g。7剂。

按：乳腺增生症是女性最常见的乳房疾病。近些年，该病发病率呈逐年上升、低龄化趋势。其症状主要以乳房肿块、周期性疼痛为临床特征，且随经期、喜怒消长。本病属中医"乳癖"范畴，多与情志内伤、劳倦饮食等因素相关。《外科医案汇编》曰："治乳者，不出一气字定之矣。"王师较为认同这一观点，治疗本病常以疏肝解郁为主，处方常以柴胡疏肝散加减。足厥阴肝经过乳房下方期门穴，肝气不舒，故见乳房疼痛；气郁化火，故心烦易怒；扰乱神明，则夜间寐劣。治以柴胡疏肝散合金铃子散疏肝泄热、行气止痛。赤、白芍同用，盖"白则有敛阴益营之力，赤则只有散邪行血之意"；益母草、小胡麻均具有活血调经之功，合用则功效益宏；橘核、橘络同用，则可理气散结、化痰通络。二诊诸症显减，适值经后，故以生地黄易川楝子以增滋阴养血之功。

（沈淑华、叶妹均整理）

内伤发热案1

达某，女，54岁，2012年9月1日初诊。

主诉：午后、夜间身热，夜间汗出近1个月。

现病史：1个月前自觉发热，午后、夜间明显，夜间汗出，自测体温37.5℃，手足心热、面目红赤，喉间痰黏，首如裹，头后胀痛，早醒，舌淡红，中有裂纹，苔白，左脉弦细略数，右脉沉滑。血常规、血生化、胸片等未见明显异常。

西医诊断：功能性发热

中医诊断：内伤发热、汗证

证型：阴虚夹湿，营卫不和

治法：滋阴清热，调和营卫

处方：柴胡10g，黄芩12g，青蒿15g，白薇12g，地骨皮15g，胡黄连6g，制半夏12g，陈皮10g，茯苓15g，泽泻15g，川芎10g，桂枝6g，生白芍12g。7剂。

二诊：2012年9月8日。药后诸症显减，嗜睡、胸闷，舌淡红，苔薄白，脉沉滑。

处方：柴胡10g，黄芩12g，青蒿15g，白薇12g，地骨皮15g，胡黄连6g，制半夏12g，陈皮10g，茯苓15g，泽泻15g，川芎10g，郁金15g，瓜蒌皮10g，砂仁6g（后下）。7剂。

三诊：2012年9月20日。药后低热已消，仍有头重。胸骨后胀痛，可向周围放射，口服"达喜"可缓解。舌淡红，苔白腻，脉沉。

处方：柴胡10g，黄芩12g，白薇12g，制半夏15g，陈皮10g，茯苓15g，泽泻15g，川芎10g，郁金15g，瓜蒌皮10g，砂仁6g（后下），檀香6g，丹参15g，枳壳10g，厚朴10g。7剂。

予行胃镜检查。

四诊：2012年9月27日。剑突下胀痛引及咽喉，并放射至背部，舌淡红，苔白腻，脉沉。胃镜示：浅表性胃炎伴糜烂。

继服上方7剂。予行胃肠造影检查。

五诊：2012年10月4日。脘腹胀痛，大便干结，舌红有紫气，苔白腻，脉沉。胃肠造影示：食道裂孔疝。

处方：柴胡10g，制半夏15g，陈皮10g，茯苓15g，郁金15g，瓜蒌皮10g，砂仁6g（后下），檀香6g，丹参15g，枳壳10g，川朴10g，甘草6g，旋覆花9g（包煎），代赭石15g，党参15g。7剂。并嘱患者饮食勿过饱，进食后勿立即平躺或弯腰。

患者2012年11月曾因外感再来复诊，自述遵嘱调摄后，剑突下胀痛已鲜有发作。

按：患者无明显诱因低热、盗汗，不伴恶寒、鼻塞、流涕等症，而诸项相关检查未见明显异常，属中医学"内伤发热""汗证"范畴。"内伤发热"病机有虚实之分，实者因气滞、血瘀、痰湿郁久化热；虚者有气、血、阴、阳不足之分。"汗证"或由卫外失司、"卫气不共营气和谐"，而致腠理开泄；或因阳热内盛，"阳加于阴"，而致津液外蒸。本例患者既有"头重如裹"之湿蒙清阳之象，又有"舌红而裂"之阴虚火旺之征，乃阴虚夹湿、营卫不和之证。此证用药最难，养阴则易恋湿，祛湿则易伤津。王师仿仲景猪苓汤意养阴与祛湿并举。方取清骨散、二陈汤、小柴胡汤、桂枝汤加减。

三诊时患者前症已除，而以"胸骨后胀痛"为主诉。王师初步考虑为胃食管反流所致，因胃镜无明显异常，遂嘱其行胃肠造影检查，结果提示"食道裂孔疝"。食道裂孔疝常由长期便秘、进餐过快或过饱、妊娠、腰带过紧、肥胖、餐后弯腰工作、猛抬过重物体、餐后平卧、进食过量甜食、油腻、食辛辣食物、进食粥食等诱发。王师病证结合，断为"痰湿内阻，胃气上逆所致"，治以化湿和中、宽胸下气，同时要求患者注意生活调摄，复诊数次后本病亦得到了较好的控制。

（智屹惠整理）

内伤发热案2

龚某，男，29岁，2012年7月6日初诊。

主诉：低热近1月。

现病史：患者自6月下旬起身热汗出，因工作繁忙未及时就诊，自测体温37～37.5℃，易汗出，夜间自觉手心热，口鼻腔热，舌红而胖嫩，苔黄腻，脉弦滑。各项辅助检查未见明显异常。

西医诊断：功能性低热

中医诊断：内伤发热

证型：湿热内蕴，三焦失利

治法：清疏芳化，畅通上下

处方：藿香12g，川朴12g，制半夏15g，苍术10g，豆蔻10g（后下），青蒿15g，黄芩15g，薏苡仁30g，滑石15g，通草3g，淡竹叶15g，鲜芦根30g，黄连6g。7剂。

二诊：2012年7月13日。自测体温36.4～37℃，近二三日胃脘偶有烧灼感，易汗出，舌色暗红，苔薄黄腻，胖大，舌边有齿痕，脉弦滑。

处方：藿香12g，川朴10g，制半夏15g，苍术10g，豆蔻6g（后下），青蒿15g，黄芩15g，滑石15g，淡竹叶15g，黄连6g，蒲公英30g，金银花15g，连翘15g。7剂。

守方加减治疗2次。

五诊：2012年8月3日。患者证情时有反复，子时仍有低热（37.2～

37.3℃），晨起体温正常（36.5℃），易汗出，舌淡紫而胖嫩，苔薄白，脉滑。甲状腺B超提示：①甲状腺右侧叶内低回声结节；②双侧甲状腺肿大。甲状腺功能（－）。

处方：制半夏10g，青蒿15g，黄芩15g，淡竹叶15g，胡黄连10g，蒲公英30g，连翘15g，赤芍15g，三叶青12g，白薇12g，地骨皮15g，鳖甲15g（先煎），银柴胡10g，牡丹皮9g。7剂。嘱其晚餐后步行40分钟至微汗出。

六诊：2012年8月10日。药后夜间低热感已除，舌胖嫩紫红，苔黄腻，脉滑。

处方：制半夏15g，青蒿15g，黄芩15g，淡竹叶15g，胡黄连10g，蒲公英30g，连翘15g，赤芍15g，三叶青12g，白薇12g，地骨皮15g，鳖甲15g（先煎），银柴胡10g，牡丹皮9g，茯苓30g。7剂。

其后患者陪其父前来就诊，自述服上方后未有不适，诸症已除。

按： 本病亦为"内伤发热"，病起长夏，暑邪当令，暑性炎热，暑多夹湿；加之患者素体壮实，应酬频多，故致湿热内蕴。诊其舌红胖嫩，舌苔黄而厚腻，脉来弦滑，亦为湿热内蕴之象。湿热交争，如油入面，"徒清热则湿不退，徒祛湿则热愈炽"，治当清疏芳化、畅中利下，王师以蒿芩清胆汤、三仁汤、藿朴夏苓汤加减。药后体温一度下降，但患者证情时有反复，五诊时虑其病程已久，身热夜间为甚，恐有伤阴之虞，故于方中酌加白薇、地骨皮、鳖甲、银柴胡、牡丹皮等养阴清虚热之品，此后夜间低热消除，巩固治疗后诸症皆消。

（智屹惠、张弘整理）

虚劳案

蒋某，女，32岁，2013年5月29日初诊。

主诉：乏力半年余。

现病史：半年前当地医院诊断为缺铁血性贫血，予以"红源达"补铁治疗。为求中医调理，前来就诊。刻诊：面色萎黄，神疲乏力，五心烦热，口苦而干，唇色淡白，夜寐尚可，二便正常，素来经行量可，周期正常，无血块、痛经，舌淡红，苔薄白，脉细滑。血常规：WBC $3.6 \times 10^9/L$，HB 90g/L，MCV 72fL，MCHC 28%。

西医诊断：缺铁血性贫血

中医诊断：虚劳

证型：气阴两虚

治法：健脾益气，滋阴养血

处方：黄芪 30g，当归 6g，仙鹤草 30g，熟地黄 15g，炒白芍 15g，制黄精 15g，女贞子 15g，旱莲草 15g，谷芽、麦芽各 30g，鸡内金 15g，炙甘草 10g。14 剂。

二诊：2013 年 6 月 14 日。仍有面色萎黄，神疲乏力、五心烦热有减，口苦而干，新近纳差，唇色仍淡，夜寐尚可，二便正常，舌淡红，苔薄白，脉细。

处方：黄芪 30g，当归 6g，仙鹤草 30g，生地黄 15g，炒白芍 15g，女贞子 15g，旱莲草 15g，谷芽、麦芽各 30g，鸡内金 15g，玄参 15g。14 剂。

三诊：2013 年 6 月 28 日。面色萎黄有所改善，神疲乏力和五心烦热有减，口苦、口干不明显，纳馨寐可，唇色渐润，二便正常，舌淡红，苔薄白，脉细。

处方：守上方。14 剂。

按：患者乏力半年余，当地医院诊断为缺铁性贫血，为求中医调理而来就诊。气血亏耗，不能上荣于面，则可见面色萎黄；不能养神，则可见神疲；不能濡养、充实周身，则可见乏力。营血亏耗，阴液亦损，虚热内生，可见口苦而干，五心烦热。唇色淡白，舌淡红，苔薄白，脉细滑，符合气血两虚，阴虚内热之象。

王师以当归补血汤、四物汤、二至丸加减合方调治。大量黄芪伍少量当归补气生血；白芍柔肝养血，熟地黄补血养阴、填精益髓，四物汤未用川芎以防止辛散耗血；仙鹤草扶正补虚、强身健体，制黄精补气健脾、滋阴养精，女贞子、旱莲草滋补肝肾、滋阴清热；另以谷麦芽、鸡内金消食开胃，炙甘草健脾益气、调和诸药。

（童宏选整理）

经带胎产系

经行头痛案

叶某，女性，39 岁，2014 年 2 月 5 日初诊。

主诉：经行头痛 25 年。

现病史：25 年前初潮后即出现经前头痛，头痛如裂，甚则恶心呕吐，平素劳累夜梦纷纭，纳呆，时有恶心，舌质淡红，苔薄白，脉细滑。2 年前人流术后出现月经量少，末次月经时间：2014 年 1 月 20 日。

西医诊断：经前期综合征

中医诊断：经行头痛

证型：血虚肝旺，肝胃不和

治法：养血调肝，和胃安神

处方：柴胡 9g，炒当归 12g，白芍 12g，茯苓 15g，白术 12g，甘草 6g，川芎 9g，制半夏 9g，陈皮 10g，淡竹茹 12g，北秫米 15g（包煎），炒枣仁 12g（打碎），夜交藤 15g，香附 15g。14 剂。

二诊：2014 年 2 月 21 日。药后经前头痛明显减轻，夜梦仍多，舌质红嫩中有裂纹，苔薄白，脉细滑。末次月经时间：2014 年 2 月 18 日。

处方：柴胡 9g，炒当归 12g，白芍 12g，茯苓 15g，白术 12g，甘草 6g，川芎 9g，制半夏 9g，陈皮 10g，北秫米 15g（包煎），炒枣仁 15g（打碎），夜交藤 15g，菟丝子 15g，枸杞子 15g，杜仲 15g。14 剂。

按：经前期综合征是指女性在月经前伴有生理上、精神上以及行为上的改变。本病属于中医"月经前后诸证"范畴，根据不同症状，分别称为"经行头痛""经行泄泻""经行浮肿"等。本病与月经周期明显相关，症状多在经前或经期出现，经行或经后逐渐消失。"女子以肝为先天"，王师指出，"月经前后诸证"多与肝密切相关。肝体阴而用阳，月经来潮前后，气血盈亏变化巨大，冲任二脉蓄溢交替，如若肝之体用失调，则可于循经之处出现头痛、胁胀、乳房胀痛等诸症。肝藏血、主疏泄，肝血不足则经行量少，神明失养则夜间寐劣，血虚肝旺、清窍被扰则头痛如裂，横逆犯胃则纳呆呕吐。治以逍遥散合半夏秫米汤加减养血调肝、和胃安神。二诊头痛显减，仍有寐劣，且经后血海亏虚，故守方加菟丝子、枸杞子、杜仲以滋补肝肾、益精养血。

（沈淑华、蔡以力整理）

绝经前后诸证案

陈某，女，47岁，2013年9月15日初诊。

主诉：月经紊乱伴潮热、盗汗半年余。

现病史：患者述月经紊乱已近半年，素来经量不多，此次已一月半未行，夜间盗汗，时有潮热汗出，畏风，夜寐多梦，腰背及两小腿酸胀，常有中暑感，更衣尚调，舌红暗，苔薄黄，脉细缓。

西医诊断：围绝经期综合征

中医诊断：绝经前后诸证

证型：肝肾阴虚，阴阳失和

治法：滋肾柔肝，敛汗和营

处方：川断15g，杜仲15g，女贞子15g，旱莲草15g，潼蒺藜15g，枸杞子15g，生地黄15g，白芍12g，川芎9g，当归15g，黄芪30g，黄芩12g，浮小麦30g，煅牡蛎30g（先煎），糯稻根30g。14剂。

二诊：2013年9月30日复诊。药后盗汗、烘热汗出显减，寐可，梦尚多，腿胀有减，夜间两手仍胀，更衣日一行，通而不畅，中暑症状未作，背脊冷感，舌淡暗，苔薄略黄，脉细缓。

处方：杜仲15g，女贞子15g，旱莲草15g，枸杞子15g，生地黄15g，白芍12g，川芎9g，当归15g，黄芪30g，黄芩12g，浮小麦30g，煅牡蛎30g

（先煎），糯稻根 30g，仙茅 10g，淫羊藿 15g。14 剂。

继服 14 剂后，诸症已不明显。

按： 围绝经期综合征指因雌激素水平波动或下降所致的以植物神经功能紊乱合并神经心理症状为主的综合征，多发生于 45～55 岁。表现为不同程度的低雌激素血症引发的一系列症状，包括潮热、多汗、心悸、水肿、头晕及失眠等。中医学无此病名，目前多将围绝经期综合征出现的诸类证候，归属于"绝经前后诸证"。本病系由妇人肾气渐衰，天癸将竭，冲任二脉空虚，精血日趋不足，故月经开始紊乱，逐渐稀少至绝经。

肾藏精，肝藏血，肝肾之阴血皆虚，阴阳失和，则见潮热汗出；阴虚则阳无所制，神无所养，故失眠多梦。腰膝酸软、舌红暗、苔薄黄、脉细均为肝肾不足，阴虚有热之象。故王师处方中以二至丸合四物汤，并酌加滋补肝肾之品滋阴养血，精血旺盛，则冲任得养；阴精充足，则阳有所依。患者突出表现为潮热汗出及夜间盗汗，故又法当归六黄汤之意，合浮小麦、煅牡蛎及糯稻根滋阴清热敛汗。14 剂后汗出显减，夜寐转佳，然出现背脊冷感，故于方中加入二仙汤温补肾阳，乃阳中求阴之意。

（智屹惠、张弘整理）

腹痛案

陈某，女，37 岁。2013 年 4 月 10 日初诊。

主诉： 小腹胀痛，带下量多 20 日。

现病史： 3 个月前发现慢性宫颈炎，半月前当地医院阴道镜检查后出现腹痛，带下量多黄稠，予静滴甲硝唑及氟罗沙星 2 周，效果不理想。刻诊：小腹仍胀痛，坐立不安，会阴疼痛，带下多，小溲黄，寐劣，舌红，苔黄腻，脉细弱。

西医诊断： 急性盆腔炎

中医诊断： 腹痛

证型： 下焦瘀热

治法：清热利湿解毒，佐以活血化瘀

处方：鸡血藤 20g，红藤 20g，败酱草 20g，苍术 10g，炒黄柏 10g，川牛膝 9g，茯苓 15g，土茯苓 30g，泽泻 15g，忍冬藤 30g，丹参 15g，赤芍 15g，七叶一枝花 10g，白芷 10g。14 剂。另以复方大血藤灌肠剂保留灌肠。

二诊：2013 年 4 月 25 日。药后腹痛显减，带下量亦明显减少，色转白，另诉近日思睡，舌质偏红，苔黄腻，脉细弱。上方加用青、陈皮各 9g，继服 14 剂。另以复方大血藤灌肠剂保留灌肠。

其后患者因子宫肌瘤又来复诊，言及二诊后已基本无所苦。

按：急性盆腔炎为女性内生殖器及其周围结缔组织、盆腔腹膜发生的炎症。其临床表现主要见于中医古籍"带下病""腹痛"等病证中。该病病机多为邪毒侵袭，与气血搏结，热盛肉腐，而致湿热瘀结。

本例患者因阴道镜检导致湿热毒邪侵及盆腔，气血瘀滞，邪气盛实，瘀热内结，故见腹痛剧烈；热毒蕴结下焦，伤及任带，故见带下黄稠；溲黄，舌红，苔黄腻均为邪热炽盛之象。治疗本病，王师常以习用方一草二藤三妙汤（败酱草、鸡血藤、红藤、苍术、黄柏、牛膝）加减清热解毒、活血燥湿，另用清热活血药物保留灌肠，俾全身调理与局部给药协同作用而增进疗效。

（智屹惠、张弘整理）

五官系

乳蛾案

钭某，女，44 岁，2014 年 3 月 6 日初诊。

主诉：咽痛伴咳嗽 1 周余。

现病史：咽喉疼痛，咳嗽，咳痰色白，舌红，苔黄腻，脉浮滑略数。查体：左侧扁桃体Ⅱ度肿大，局部有脓性分泌物。

西医诊断：化脓性扁桃体炎

中医诊断：咽痛

证型：**热毒恋肺**

治法：宣肺清肺，解毒利咽

处方：七叶一枝花 10g，车前子 15g，桑叶 12g，苦杏仁 12g，桔梗 10g，白前 12g，牛蒡子 10g，鲜芦根 30g，炙紫菀 15g，甘草 10g，化橘红 10g，黄芩 20g，乌玄参 15g，连翘 12g，炙麻黄 6g。7 剂。

二诊：2014 年 3 月 12 日。咽痛大减，咳嗽已消，舌红，苔黄腻，脉浮滑。查体：左侧扁桃体白色分泌物已消，红肿仍有。

处方：三叶青 10g，桑叶 15g，苦杏仁 12g，桔梗 12g，牛蒡子 10g，鲜芦根 30g，甘草 10g，化橘红 10g，黄芩 20g，乌玄参 15g，连翘 12g，炙麻黄 6g，西青果 3g。7 剂。

按：咽痛、咳嗽、舌红、脉浮，表邪尤在，是肺经表里俱热，当治以表里两解，在表则辛凉解表，在里则清热化痰，咽痛为主症，当辅以利咽之品。王师治以三拗汤合止嗽散加减，以桑菊饮去菊花、薄荷解表止咳，化橘红、炙紫菀化痰止咳，黄芩清肺，白前降肺，麻黄宣肺，车前子清肺化痰，四味同用以助肺宣降，则咳嗽自止。七叶一枝花、牛蒡子、玄参利咽。方中实有玄麦甘桔汤意，唯邪在不补，故不用麦冬之滋润。前以肺卫两解，已获显效，现咽痛虽已大减，但舌红、苔黄腻、脉浮滑，痰热未尽，不可议补，恐灰中有火，反复燃也。仍予前方继进，并加强利咽之力，增以西青果。本方以肺卫两解为主，邪去之后，气阴必虚，当益气养阴以善后。

（孙洁、张弘整理）

口疮案

来某，男，48 岁，2014 年 1 月 5 日初诊。

主诉：口疮反复发作 3 年余。

现病史：3 年来口疮反复发作，疼痛不堪，多药不效，1 周来饭后出现"蒸笼头"，晚餐后为甚，舌质红嫩，有裂纹，苔薄黄腻，脉滑。

西医诊断：口腔溃疡

中医诊断：口疮

证型：胃火炽盛，肾阴不足

治法：清胃泻火

处方：石膏 30g（先煎），知母 10g，生地黄、熟地黄各 15g，麦冬 10g，牛膝 15g，人中白 3g，山萸肉 15g，黄柏 6g，泽泻 15g，茯苓 15g。7 剂。

二诊：2014 年 1 月 12 日。药后口疮已消，出汗亦止，舌质红干裂，苔薄黄，脉滑大。

处方：上方加川石斛 15g（先煎），并合用知柏地黄丸。7 剂。

其后患者坚持服用知柏地黄丸，口疮鲜有发作。

按： 复发性口疮是口腔黏膜疾病中发病率最高的一种疾病，具有周期性、复发性及自限性等特点。西医治疗分局部治疗和全身治疗，局部治疗主要目的是消炎、止痛，促进溃疡愈合；全身治疗包括免疫抑制剂、免疫调节剂和增加剂，如：左旋咪唑、丙种球蛋白、转移因子、维生素、女性激素、微量元素等，但治疗效果均不够理想。口腔溃疡属于中医"口疮""口糜"范畴。口疮虽生于口，但与内脏有密切关系。脾开窍于口，心开窍于舌，肾脉连咽系舌本，两颊与齿龈属胃与大肠，任脉、督脉均上络口腔唇舌，表明口疮的发生与五脏关系密切。《素问·至真要大论》说："诸痛痒疮，皆属于心。"口疮之火，不独责之于心。平时忧思恼怒，嗜好烟酒，过食肥甘厚腻，均可致心脾积热、肺胃郁热、肝胆蕴热，发为口疮，此多为实证；肾阴不足，虚火上炎，发为口疮，此多为虚证。

蒸笼头指头面部大汗淋漓，可因阳明郁热，蒸腾于上；或肾水不足，水亏火旺；或因湿胜；或因瘀血。本案患者头汗与进食有关，应属胃火上腾。病程日久，反复发作，迁延不愈，见舌红嫩有裂纹，已有阴虚之象。王师认为应属胃火炽盛，肾阴不足，取方玉女煎及知柏地黄丸加减清胃泻火，滋阴增液。其后长期服用知柏地黄丸巩固之。现代医学认为口疮与免疫功能有关，现代药理研究认为知柏地黄丸有调节免疫功效，也许正是取效的物质基础。此外，治疗过程中需注意保持大便通畅，亦是治疗口疮的要点。

（智屹惠整理）

口有异味（口咸）案

陈某，女，47岁，2014年9月10日初诊。

主诉：口咸5月余。

现病史：患者素来郁郁寡欢、情绪低落，5个月前外感后出现口苦，继而口咸，月经2个月未行，舌暗红，苔薄略腻，脉沉弱无力。

中医诊断：口有异味（口咸）

证型：肾阴亏虚，冲任趋衰

治法：补肾调冲

处方：生地黄15g，山萸肉12g，牡丹皮9g，茯苓15g，山药15g，泽泻12g，玫瑰花3g，淮小麦30g，百合15g，佩兰12g，麦冬15g，制玉竹12g，合欢皮12g。7剂。

二诊：2014年9月19日。口咸显减，无口苦，夜间寐劣，舌淡红，苔薄黄，脉细濡。

方药：生地黄15g，山萸肉10g，牡丹皮10g，茯苓15g，山药30g，泽泻15g，玫瑰花3g，淮小麦30g，百合15g，佩兰12g，麦冬12g，制玉竹12g，合欢皮12g，炒枣仁30g（打碎）。7剂。

按：口中味觉异常称为"口溢（口有异味）"。《世医得效方》云："口为身之门……盖热则口苦，寒则口咸，虚则口淡……脾冷则口甜，宿食则酸，烦躁则涩，……劳郁则口臭……"《证治汇补·口病》则曰："心热口苦，黄连泻心汤。肝热口酸，柴胡清肝汤。脾热口臭，清胃汤。肺热口辛，泻白散。肾热口咸，滋肾丸……胆虚而口苦者，用逍遥散为君，柴胡、胆草为使……"故口中味觉的异常能反映脏腑的病变。而咸为肾味，肾液上溢则口中作咸。常因肾阳虚而不摄，肾液上泛，或肾阴虚，虚火逼肾液上乘而成。患者平素肝气郁结，心肝阴虚，久而累及肾阴，肾阴不足，肾液夹湿浊上泛故见口咸。王师方用六味补益肝肾，百合、麦冬、制玉竹滋肺阴，金水相生；辅以玫瑰花、淮小麦疏肝解郁，合欢皮调肝安神，佩兰化湿和中。二诊患者口咸显减，而诉寐劣，则加酸枣仁养肝安神。

（林友宝整理）

牙痛案

蔡某，女，52岁，2014年11月7日初诊。

主诉：左侧面部疼痛25天。

现病史：左侧面部疼痛剧烈，时作时止，当地医院诊断为三叉神经痛，经非甾体类抗炎药（NSAIDs）及针灸治疗，疼痛不能缓解。现头胀心烦，耳鸣腰酸，月信愆期，夜寐盗汗，便干，舌淡胖色紫，苔白腻，脉细弦。查体：左侧牙龈有轻度红肿。既往有高血压病史10余年，口服"络活喜"，血压控制可。

西医诊断：牙周炎、原发性高血压

中医诊断：牙痛

证型：阴虚火旺

治法：滋阴清热

处方：菊花10g，桑叶15g，夏枯草15g，石决明30g，柴胡9g，黄芩15g，生地黄15g，玄参15g，石膏30g（先煎），细辛3g，珠儿参6g，甘草6g。7剂。

予行口腔全景片检查。

二诊：2014年11月15日。药后2剂左侧面部疼痛即除，有酸胀感，便干如粒，盗汗未作，舌淡胖边有齿痕，苔薄黄。口腔全景片示：牙周炎。

处方：菊花10g，桑叶24g，决明子20g，石决明30g，柴胡9g，黄芩15g，生地黄15g，牛蒡子15g，细辛3g，珠儿参6g，生白术15g，生甘草6g。7剂。

按：王师常云，望闻问切四诊，问诊应放在首要地位，因为患者是最了解自己痛苦的。但患者的主诉往往言不由衷，医生又当四诊合参，细细鉴别，找到主要病症和病机。本案即是一例。本例患者左侧面颊疼痛，当地诊为三叉神经痛，王师未囿于当地诊断，仔细体检发现牙龈轻微红肿，认为患者实为牙痛，后经口腔全景片证实牙痛诊断。

牙齿位于口内，属足少阴肾经，足阳明胃经之脉入于上齿，手阳明大肠经之脉入于下齿，故本病与肾、胃、大肠等脏腑关系密切。实证，多由于风火邪毒侵袭，或胃火上蒸，伤及牙体及龈肉所致；虚证，多由于肾阴亏损，虚火上炎，牙失荣养所致，总的治疗原则为疏风清热、泻火止痛，或滋阴益肾、降火止痛。

本案患者年过半百，久病眩晕，肝肾阴虚，肝阳上亢，虚火上炎，当属本虚标实之证，虚在肝肾，实在风火，皆有症可循。王师治疗上取玉女煎之意养阴清热，加入菊花、桑叶、夏枯草、石决明平肝潜阳，珠儿参养阴清热、消肿止痛。另以细辛之升散，引寒凉之品达于上焦，共奏清热泻火、通络止痛之功。

珠儿参是珠子参之别名，并非临床常用之药，味苦甘微寒，归肝、肺、胃经，功能补肺养阴、活络止痛，用于气阴两虚，烦热口渴，虚劳咳嗽，跌仆损伤，咳嗽咯血等症。本案主要用其滋阴清热止痛的作用，临床应用常获显效。

（林友宝、沈淑华整理）

 【王师评语】

患者以面部疼痛为主诉，视其牙龈红肿，知其"面痛"实为"牙痛"。齿为"骨之余""肾主骨"，"龈为胃之络"，先贤治疗牙痛，多从胃、肾着手。余亦推崇张景岳玉女煎之清胃热、滋肾阴法，故取其意以玄参、生地黄、石膏、珠儿参等滋阴清热。患者性情急躁，有高血压病史多年，肝阳亢盛于上，肾阴亏损于下，若非撤火之源，实难复肾水之损。故方中又以桑叶、菊花、夏枯草、石决明、柴胡、黄芩等清泄厥阴之火。细辛为治牙痛之效药，且其与石膏合用，则无辛热助火之虑。

耳鸣案1

蒋某，男，29岁，2013年1月3日初诊。

主诉：耳鸣半年。

现病史：双侧耳鸣半年，左侧为甚，夜寐多梦，活动多后感腰酸，舌红，苔薄黄，脉细濡。

西医诊断：耳鸣

中医诊断：耳鸣

证型：肝肾亏虚

治法：补肝益肾

处方：菟丝子15g，覆盆子12g，枸杞子15g，五味子6g，车前子15g（包煎），磁石30g，炒枣仁15g（打碎），夜交藤15g，柏子仁12g，石菖蒲10g，杜仲12g，焦山栀9g。14剂。

二诊：2013年1月29日。夜寐转佳，耳鸣、腰酸亦减，舌红，苔薄黄，脉细滑。

处方：菟丝子15g，覆盆子12g，枸杞子15g，五味子6g，车前子15g（包煎），磁石30g，炒枣仁10g（打碎），柏子仁12g，石菖蒲10g，栀子9g，桑叶12g，菊花10g。20剂。

按：肾开窍于耳，《灵枢·脉度》谓"肾气通于耳，肾和则耳能闻五音矣"，《灵枢·口问》谓"故上气不足，脑为之不满，耳为之苦鸣"。所以《仁斋直指附遗方论》曰："肾通利耳，所主者精，精气调和，肾气充足则耳闻而聪。若劳伤气血，风邪袭虚，使精脱明悫则耳转而聋。"其认为耳鸣是肾精亏损，肾气不足所致。又耳居两侧，乃肝胆二经循行之地，肝经走耳前，胆经走耳后，所以肝经邪热上扰亦可致耳鸣之证。又，耳为上窍，一切邪气上扰，蒙弊清窍，或阳气不升，清窍失养者皆可致耳鸣。因此，耳鸣与肾、肝、胆、脾等脏腑关系最为密切，而尤以肾虚为最。

王师认为本患耳鸣伴腰酸、多梦，有肝肾不足之象，故当补之。以五子衍宗丸填补肾精，加磁石重镇以收龙雷，栀子泻肝热，酸枣仁、柏子仁、夜交藤安神，杜仲益肝肾、强筋骨以止腰酸，石菖蒲利清窍，诸药共用，以治耳鸣。药后复诊，寐劣显减，原方去夜交藤，加桑叶、菊花，以增清窍之功。

（孙洁整理）

耳鸣案 2

陈某，女，65 岁，2013 年 5 月 15 日初诊。

主诉：耳鸣 1 年余。

现病史：耳鸣，心下不适，偶有嗳气，更衣日一二行，便溏，口苦，舌红，苔薄略腻，脉细滑。

西医诊断：耳鸣

中医诊断：耳鸣

证型：胆腑湿热

治法：清胆燥湿

处方：制半夏 12g，炒黄连 3g，炒黄芩 12g，干姜 3g，甘草 10g，红枣 15g，党参 15g，柴胡 9g，龙胆草 6g，牡蛎 30g，蒲公英 30g，苍术 10g，厚朴 10g，陈皮 15g，砂仁 6g（后下）。7 剂。

二诊：2013 年 6 月 5 日。耳鸣已消，口苦显减，心下不适尚有，便溏，舌质红，苔薄根黄腻，脉滑。

处方：制半夏 12g，炒黄连 3g，炒黄芩 12g，甘草 10g，红枣 15g，党参 15g，柴胡 9g，龙胆草 6g，牡蛎 30g，蒲公英 30g，苍术 10g，厚朴 10g，陈皮 15g，丹参 15g，豆蔻 6g（后下）。14 剂。

按：耳鸣之疾，责之肝、肾二脏。大体而言，肝病多实，肾病多虚。此案则是胆腑湿热所致，所以辨之者：腰不痛，腿不酸，力不乏，而见口苦、舌红、苔腻、脉滑之症。胆腑湿热以温胆、小柴胡汤辈为正治。故王师治以小柴胡汤，复加龙胆草、牡蛎、蒲公英以助清胆热。便溏、嗳气，知脾胃已伤，故以《局方》平胃散加砂仁扶土。

（孙洁整理）

耳聋案

丁某，女，62 岁，2014 年 11 月 1 日初诊。

主诉：突发性右耳耳聋 1 月余。

现病史：2014 年 10 月 17 日夜间 10 点起出现耳鸣，次日凌晨 3 点突发右耳耳聋，晨起头晕、呕吐，伴右侧面部麻木、颠顶重压感。曾在某综合医院住院治疗（具体不详），但耳鸣、听力及面部麻木等症状均无明显好转。有高血压病史 5 年，口服"压氏达"，血压控制可；有颈椎病病史 3 年。刻诊：耳鸣，右耳耳聋，晨起头晕恶心，纳便可，舌淡红胖嫩，边有齿痕，苔薄黄腻，脉弦缓。

西医诊断：突发性耳聋、原发性高血压

中医诊断：耳鸣耳聋

证型：肝肾不足，风痰上扰

治法：滋肾平肝，清热息风化痰

处方：菊花 10g，桑叶 15g，夏枯草 15g，蔓荆子 10g，川芎 9g，柴胡 9g，黄芩 12g，石决明 30g，菖蒲 10g，郁金 12g，生地黄 15g，女贞子 15g，五味子 6g，制玉竹 15g，制黄精 20g。7 剂。

二诊：2014 年 11 月 8 日。听力略有改善（可听到手机语音提示、刺激鸣笛声），耳鸣仍有，右耳胀滞，右脸麻木，颠顶重压感，头晕恶心明显缓解，舌淡红胖嫩，边有齿痕，苔薄黄，脉缓。

处方：菊花 10g，桑叶 15g，夏枯草 15g，蔓荆子 12g，川芎 10g，柴胡 10g，黄芩 12g，石决明 30g，菖蒲 12g，郁金 15g，生地黄 15g，女贞子 15g，五味子 6g，制玉竹 15g，制黄精 20g。14 剂。

三诊：听力基本恢复，仍有耳鸣，较前减轻，头痛不显，舌淡红胖嫩，边有齿痕，苔薄白，脉缓。

处方：前方加葛根 30g，姜黄 15g。7 剂。

按： 突发性耳聋是一种突然发生的原因不明的感觉神经性耳聋，又称暴聋，临床表现为耳聋、耳鸣、眩晕、耳堵塞感及眼震，就诊时间以 1 周内为宜，10 日后就诊效果不佳。本例患者先经西医诊治月余，效果不佳才就诊中医，已错过最佳恢复期。肾开窍于耳，肾精充足，则听力正常，王师主张治疗老年性耳聋应以补肾益精为主，结合其他兼症，一般分为肝肾阴虚型、心脾两虚型、气血亏虚型、痰浊中阻型及肝胆湿热型。本案初诊时属于暴聋范畴，起病急促，亦称卒耳聋，症见呕吐、颠顶重压，当属痰浊为患。来本院诊治时起病已 1 月有余，且年过花甲，肾气不足，肾精渐亏势所必然，有高血压数年，肝阳亢盛，肝阳煎津为痰，痰热上蒙清窍证候已显。虽不属久聋，但当为本虚标实之证。《丹溪心法·耳聋》云："耳聋皆属于热。"本案既有风阳痰浊实热，又有舌淡红嫩、齿痕隐现虚证之象，故王师从滋养肝肾，清化痰热治之。以桑叶、菊花、夏枯草、柴胡、石决明等清肝泄火，生地黄、女贞子、玉竹、黄精等滋肾填精，菖蒲、郁金化浊开窍。因患者素有颈椎病病史，故又伍葛根、片姜黄解肌活络，并有升清通窍之功。如是加减治疗 1 月余，听力基本恢复。

（孙洁整理）

皮肤系

瘾疹案 1

赵某，女，42 岁，2013 年 3 月 9 日初诊。

主诉：面部皮疹反复发作 3 月余。

现病史：患者 3 个月前服红参后面部红疹，目窠浮肿，皮肤瘙痒，舌质红略暗，苔薄黄，脉滑。

西医诊断：药疹

中医诊断：瘾疹

证型：风热郁表

治法：祛风清热，利湿止痒

处方：麻黄9g，蝉蜕10g，浮萍15g，赤芍15g，黄连6g，冬瓜皮30g，冬瓜子30g，茯苓皮15g，苦参9g，地肤子15g，甘草6g，白芷9g。10剂。

二诊：2013年3月16日。药后诸症有减，舌质淡红，苔薄白，脉细。

处方：麻黄6g，蝉蜕10g，浮萍15g，赤芍15g，黄连6g，冬瓜皮20g，冬瓜子20g，茯苓皮20g，苦参9g，地肤子15g，甘草6g，白芷9g，苏叶6g。10剂。

三诊：2013年3月30日。适值经行，目窠浮肿显减，面部红斑已消，唯瘙痒仍有，舌淡红，苔薄黄，脉沉弱。

处方：麻黄6g，蝉蜕6g，浮萍15g，赤芍12g，冬瓜皮30g，茯苓皮30g，苦参6g，地肤子15g，荆芥9g，黄芪30g，蛇床子15g，白鲜皮15g，当归12g，生地黄15g，甘草6g。10剂。

按：本例患者因禀赋不耐，服红参后内热郁滞，熏蒸肌肤，并外受风邪；内热与外风相合，客于肌表，故起红疹，风盛则痒；肺在体合皮，表卫不和，内伤于肺，肺失宣肃，水道通调失司，故目窠浮肿。本病虽本虚标实，但发作期当以祛邪为先，王师给予验方麻黄蝉蜕汤（麻黄、蝉蜕、槐花、黄连、浮萍、甘草）加减。方中麻黄辛温，祛风宣肺，利水消肿；蝉蜕性寒，疏散风热，透疹止痒共为君药。浮萍助君药祛风利水消肿，重用地肤子、苦参清热利湿止痒；茯苓皮、冬瓜皮利水消肿，用皮，取其善散皮中水气之意，以上五味均为臣药。风热郁表，血热郁滞，故佐以赤芍凉血活血祛瘀，黄连清热解毒。头面为阳明经脉所络，故用白芷引诸药入阳明，并可祛风燥湿；生甘草清热解毒，调和诸药，为佐使。此外，药理研究发现方中蝉蜕、苦参、地肤子具有明显的抗过敏作用。患者症减后，方中加入黄芪、当归、生地黄等益气养血，以固其本。

（林友宝、沈淑华整理）

瘾疹案 2

潘某，男，66 岁，2018 年 7 月 13 日初诊。

主诉：周身风团反复发作 30 余年。

现病史：30 余年间周身风团反复发作，伴瘙痒不适，一直依赖"开瑞坦"控制，停药即发。曾多次寻求中、西医诊治，效果欠佳。近来疲乏无力，午后为甚，食欲减退，延今半年余，大便正常，舌红胖嫩，苔薄根黄厚腻，右脉细弦，左脉细弱。

西医诊断：慢性荨麻疹。

中医诊断：瘾疹。

证型：风淫肌腠，气虚夹湿。

治法：化湿祛风，益气固表。

处方：藿香 12g，豆蔻 6g（后下），薏苡仁 30g，姜半夏 12g，厚朴 10g，通草 3g，苍术 12g，炒白术 15g，茯苓 30g，泽泻 15g，黄芪 30g，防风 12g，路路通 15g，麻黄 3g，桂枝 9g。14 剂。

二诊：药后全身风团明显减轻，疲乏无力较前缓解，精神转佳，食欲稍增，疬便可，舌红嫩，苔薄黄腻，右脉细弦，左脉细弱。守方再进。

处方：藿香 12g，豆蔻 6g（后下），薏苡仁 30g，姜半夏 12g，厚朴 10g，通草 3g，炒白术 15g，茯苓 30g，泽泻 15g，黄芪 30g，防风 12g，路路通 15g，麻黄 3g，桂枝 9g，黄芩 12g。14 剂。

守方加减治疗 2 月余，停服开瑞坦，皮疹未发作。

按：瘾疹是一种以皮肤瘙痒，时起风团，发无定处，时隐时现，消退后不留痕迹为特征的皮肤病，相当于现代医学的"荨麻疹"。中医认为瘾疹发病主要由于素体禀赋不耐，外加六淫之邪的侵袭；或饮食不洁；或平素体弱、气血不足，卫外不固所致。根据瘾疹致病因素和病机，临证主要分为风热证、风寒证、胃肠湿热证、毒热炽盛证和气血亏虚证 5 个证型。王师另辟蹊径，从中焦脾胃与营卫的相关性进行论治，脾胃为滋养人体气血的本源，脾胃的损伤必然导致人体气血不足而产生各种病变，运化失司，水停为湿，谷留为滞，酿成湿热。营卫之气皆生于水谷，水谷不归正化必然影响营卫。患者年过花甲，脏腑功能趋衰，瘾疹30余年，病程绵长，正气必虚，无力御邪，风湿长期盘踞于肌肤腠理，故瘙痒不已；脾气虚弱，气血精微不能四布，则疲乏无力，午后为甚；苔薄根黄厚腻乃湿浊蕴结之象。时值暑夏，王师以藿朴夏苓汤、玉屏风散加减主之。方中藿香、豆蔻芳香化湿，行气宽中，畅中焦之脾气；薏苡仁、通草淡渗利湿；姜半夏、厚朴行气燥湿；苍术苦温，燥湿祛风健脾；茯苓、泽泻利水渗湿；玉屏风散益气固表；路路通祛风化湿利水，王师常用来治疗风湿热邪蕴结肌肤之斑疹。方中少量麻黄生用，散风止痒，散邪透疹；桂枝解肌，调和营卫。两药相辅相成，既透营分之郁以达卫，又解卫分之郁以开腠理，使营卫和，邪气散，此二药在本方中有画龙点睛之妙。

（赖芳芳、张弘整理）

湿疮案

诸某，男，42岁，2013年3月21日初诊。

主诉：皮疹瘙痒2周余。

现病史：患者约20天前无明显诱因出现皮肤红疹，瘙痒明显，伴有皮屑，下肢明显。外院皮肤科诊断为湿疹，予"开瑞坦"及"尤卓尔"，用时有效，停后复发，既往有类似发作史。患者不愿多用激素药膏，故来就诊。刻诊：皮肤红疹瘙痒，伴有皮屑，纳便调，舌质淡红，苔薄黄，脉濡。

西医诊断：湿疹

中医诊断：湿疮

证型：血虚风燥，湿热内蕴

治法：养血祛风，清热利湿

处方：生地黄15g，荆芥10g，防风10g，苦参9g，白鲜皮15g，地肤子15g，当归15g，蝉蜕6g，苏叶12g，冬瓜子30g，冬瓜皮30g，浮萍15g，赤芍15g，甘草10g。7剂。

二诊：2013 年 4 月 3 日。药后皮疹瘙痒显减，舌脉同前。守方 14 剂。

三诊：2013 年 4 月 20 日。近日赴酒席，饮食不节，皮疹又作，瘙痒，舌淡红，苔黄腻，脉濡。

处方：生地黄 15g，荆芥 10g，防风 10g，苦参 9g，白鲜皮 15g，地肤子 15g，当归 15g，蝉蜕 6g，苏叶 12g，冬瓜子 30g，冬瓜皮 30g，浮萍 15g，赤芍 15g，甘草 10g，土茯苓 30g。12 剂。并嘱其慎起居，中药煎 3 次，末一次熏洗患处。

按：湿疹是一种常见的由多种内外因素引起的表皮及真皮浅层的炎症性皮肤病，一般认为与变态反应有一定关系。其临床表现具有对称性、渗出性、瘙痒性、多形性和复发性等特点，属中医学"湿疮""湿疡"等范畴。常分湿热并盛型、脾虚湿盛型及血虚风燥型 3 型。本例患者素体禀赋不足，气血亏虚，既有肌肤失养，风邪乘虚外袭的一面，又有饮食不节，内蕴湿热的因素。凡是皮肤瘙痒症，王师每用消风散为基本方加减之。本案即以消风散加减养血祛风、清热利湿，效果显著。但此方中的祛风除湿之品不宜久用，有暗耗阴血之虞。瘙痒症易反复发作，本案患者在治疗过程中即因起居不慎，误食辛辣、海鲜导致病情反复，提示医者除处方用药外还应提醒患者生活起居的注意之处，如避免皮肤局部刺激，如用热水烫洗、用肥皂清洗皮损、过度搔抓等；忌吃辛辣刺激性食物，忌烟酒；尽量少吃或者不吃海鲜、牛羊肉等发物等。此外王师还注重外治法，如本例患者即嘱其用中药熏洗，标本兼顾、内外兼治。王师言用鲜丝瓜皮浸汁外洗，去屑止痒作用明显，特录之。后患者家属再来代取药，言其症状显著好转。

（智屹惠整理）

粉刺案 1

李某，女，23 岁，2012 年 12 月 15 日初诊。

主诉：面部粉刺反复发作 7 年余。

现病史：患者自青春期始面部粉刺反复发作，外院皮肤科就诊多年未效。

粉刺以头额部明显，经行时加重，纳可，便偏干，舌尖红，苔白腻，脉沉细。

西医诊断：痤疮

中医诊断：粉刺

证型：肝胃郁热

治法：清肝和胃通腑

处方：龙胆草6g，黄芩10g，焦山栀9g，柴胡9g，通草3g，生地黄15g，当归10g，玄参15g，鲜芦根30g，决明子15g，麦冬10g，桑叶10g，赤芍15g，甘草5g。10剂。

二诊：2012年12月26日。面部粉刺明显减轻，便溏薄，舌质淡红色，苔薄白，脉细弦。

处方：龙胆草6g，黄芩10g，焦山栀9g，柴胡9g，生地黄12g，当归10g，玄参12g，鲜芦根30g，决明子15g，麦冬10g，桑叶10g，赤芍15g，甘草5g。10剂。

三诊：2013年1月16日。头额部痤疮又发，更衣正常，舌尖红，苔白腻，脉沉细。

处方：龙胆草6g，黄芩10g，焦山栀9g，通草3g，柴胡6g，生地黄15g，当归10g，玄参15g，鲜芦根15g，桑叶10g，石膏30g（先煎），白芷6g，人中黄6g。7剂。

其后患者继服清热通腑方药，坚持4个月后，面部粉刺鲜有发作。

按：痤疮（粉刺）是12～35岁男女多发的一种顽固性皮肤病，常规西药多为补充维生素及外用抗生素类药物。本病如果不能彻底根治，或者错误的挤压，常常会在面部等部位留下难以消除的瘢痕。过食肥甘厚味，损伤脾胃，积湿生热；外邪犯肺，入里化热；或冷水渍洗，气血受阻，郁而化热，均可酿成本病。治疗以清肺凉血、清胃泻火、活血化痰、软坚散结，配合针灸治疗常可获效。本例患者粉刺部位在额头部，为阳明经循行部位，兼有舌尖红，脉细弦，并在经行时加重，辨证当属肝胃郁热，予清肝和胃治疗。以龙胆泻肝汤清肝胆湿热为主方，辅以滋阴清热、疏肝活血为治。王师认为此类患者大便需保持通畅，故常于方中酌加通腑之品。

（智屹惠、张弘整理）

粉刺案 2

何某，女，26 岁，2013 年 3 月 28 日初诊。

主诉：面部生粉刺 8 年余。

现病史：面部散在粉刺，大便秘结，月经先期，舌红暗，苔黄腻，脉沉滑。

西医诊断：痤疮

中医诊断：粉刺

证型：肝热血滞

治法：清肝凉血

处方：牡丹皮 9g，焦山栀 9g，丹参 20g，生地黄 15g，赤芍 12g，紫草 15g，蒲公英 30g，金银花 15g，连翘 15g，决明子 15g，制半夏 9g，陈皮 12g，茯苓 15g，枳壳 10g。7 剂。

二诊：2013 年 4 月 24 日。粉刺显减，更衣正常，舌红嫩胖，苔黄腻，边有齿痕，脉濡。

处方：牡丹皮 9g，焦山栀 9g，丹参 20g，生地黄 15g，赤芍 12g，紫草 15g，蒲公英 30g，金银花 15g，连翘 12g，决明子 15g，茯苓 15g，枳壳 10g，凌霄花 12g，土茯苓 30g，薏苡仁 30g。7 剂。

上方加减 3 个月而愈。

按：王师谓妙龄女子，虽面生粉刺 8 年，多实少虚。大便秘结，月经先期，是热非寒。舌红暗、苔黄腻，知气血分皆有热郁。在气为郁热，当清之；在血为瘀热，当行之。无论寒热，粉刺总由外表内郁而致，必当表之以透其邪。清气用栀子、公英；凉血行血用丹参、生地黄、牡丹皮、赤芍、紫草；解表透邪用银花、连翘。所以加二陈、枳壳、决明子者，去菀陈莝也，菀陈去则邪无所附而易解，不然恐迁延难愈。

（孙洁整理）

粉刺案3

黄某，男，28岁，2013年4月17日初诊。

主诉：面部痤疮9年。

现病史：面部痤疮9年，延及前胸，大便顺畅、有时黏滞，舌质红，苔薄黄，脉沉滑。

西医诊断：痤疮

中医诊断：粉刺

证型：血热毒瘀

治法：清热解毒，凉血散结

处方：丹参30g，土茯苓30g，地肤子15g，蝉蜕9g，透骨草15g，生侧柏叶15g，紫草15g，牡丹皮12g，赤芍15g，生地黄15g，水牛角15g（先煎），薏苡仁30g，皂角刺10g。14剂。

二诊：2013年5月16日。面部痤疮斑痕明显减轻，粉刺偶有散发，更衣可，晨起口苦，口有异味，舌质红，苔薄白，脉沉滑。

处方：丹参30g，土茯苓30g，地肤子15g，蝉蜕6g，透骨草15g，生侧柏叶15g，紫草15g，牡丹皮12g，赤芍15g，生地黄15g，水牛角15g（先煎），薏苡仁30g，皂角刺10g，石膏15g（先煎），桑叶15g。14剂。

按：痤疮，《内经》称之为"痤"，《医宗金鉴》称之为"肺风粉刺"，好发于青年人，男女皆可见之。以其病发于皮肤，面部多见，故常为肺胃之热所致。王师治痤疮，常宗经言"汗出见湿，乃生痤痱"及"寒薄为皶，郁乃痤"之语，从"湿、郁"二字治之。然无论湿、热，郁久皆可成毒，如是则还当合以清热解毒。治表郁之法，首当发表，王师常用银花、连翘辛凉发表，或辅以蝉蜕、桑叶以助清透，若阳明热甚，可加用石膏甘寒透发，以清阳明。若以气分、血分论，则痤疮亦常兼血热，王师用犀角地黄汤治之，并常用大剂丹参，用量可至30g，往往可收良效。

本案以清热解毒、凉血散结者，以本案全无虚象，但痤疮延及前胸，是热郁之甚；大便时黏，是湿邪在内；舌红苔黄，内蕴热毒；脉沉而滑，表郁而实热鼓动也。以犀角地黄汤（水牛角代）加丹参凉血活血，紫草、土茯苓、生侧柏叶清解血中热毒，透骨草、蝉蜕透表散热，皂角刺通血络，薏苡仁散水湿，则表郁散、血热去，而痤疮可愈。二诊症减，但热象仍显，故加石膏、桑叶清透肺胃之热。

（孙洁整理）

黄褐斑案

贺某，女，45 岁，2013 年 4 月 26 日初诊。

主诉：面起褐斑 4 年。

现病史：面起褐斑，延今 4 年，时易反酸，间或嗳气，更衣日二三行，易便溏，月信先期，舌质红，苔黄薄腻，脉弦滑。

西医诊断：黄褐斑

中医诊断：黧黑斑

证型：肝郁脾虚

治法：疏肝健脾

处方：柴胡 6g，白芍 12g，党参 15g，苍术 10g，炒白术 10g，茯苓 15g，炒薏苡仁 15g，芡实 12g，山药 15g，丹参 30g，僵蚕 10g，白芷 10g。10 剂。

二诊：2013 年 5 月 15 日。面部褐斑有减，反酸、嗳气渐消，大便已成形，舌淡红，苔薄腻，脉缓。

处方：柴胡 6g，白芍 12g，党参 15g，苍术 10g，炒白术 10g，茯苓 15g，炒薏苡仁 15g，芡实 12g，山药 15g，丹参 30g，僵蚕 10g，白芷 10g，当归 12g，川芎 9g，生地黄 15g，鸡血藤 20g。10 剂。

三诊：2013 年 5 月 30 日。面部褐斑减而未除，反酸、嗳气已除，更衣亦正常，善叹息，舌淡红，苔薄，脉细缓。

处方：柴胡 6g，白芍 12g，生地黄 15g，鸡血藤 20g，党参 15g，苍术 10g，炒白术 10g，茯苓 15g，炒薏苡仁 15g，芡实 12g。14 剂。

四诊：2013 年 6 月 20 日。近日寐劣不易入睡，舌红，苔薄黄，脉缓。

处方：柴胡 6g，白芍 15g，太子参 15g，苍术 10g，炒白术 10g，茯苓 15g，炒薏苡仁 15g，芡实 12g，山药 15g，丹参 20g，白芷 10g，当归 15g，川芎 9g，生地黄 15g，鸡血藤 20g。10 剂。

守方加减治疗 3 次。

八诊：2013 年 8 月 14 日。面部褐斑已见大减，月信已趋准，夜寐尚可，偶有进食不适后胃脘嘈杂，舌淡，苔薄黄，脉缓。

处方：柴胡 6g，白芍 12g，太子参 15g，苍术 10g，炒白术 10g，茯苓 15g，丹参 20g，白芷 10g，当归 15g，川芎 9g，生地黄 15g，鸡血藤 20g，葛根 30g，枸杞子 15g，菟丝子 15g，女贞子 15g。10 剂。

按： 患者面生褐斑已有 4 年，因褐斑为首诊症状而来求医。但询之而知，还有易反酸、嗳气、便溏等症，可见已有脾气亏虚。但观其舌象红，苔黄薄腻，故诊为肝郁脾虚，是由于肝气横逆化热，木旺克脾所致。故治以疏肝健脾。仿逍遥散方意，以柴胡疏肝，白芍柔肝以制横逆之肝木；四君子汤加芡实、山药健脾益气以扶亏虚之脾土。郁热久留于络，宜凉血通络以除络中郁热，故治以大剂之丹参；木盛则风动，故稍佐僵蚕、白芷。

二诊时，反酸、嗳气、便溏等脾弱见症已渐消失。舌淡红，苔薄腻，知其郁热已去。故加用当归、川芎、生地黄、鸡血藤以养血活血。所以养血者，肝藏血，以血为体，血足则肝自敷和也。后数诊均宗此法加减，则肝木渐和而脾土益安。八诊时面部褐斑已见大减，月事亦可。此时郁热已去，脾土已健，故可加枸杞子、菟丝子、女贞子等养肾之品以期滋水涵木。

本案疏肝、健脾、凉血、通络、养血、滋肾次第治之，层次分明，思路清晰。这种法随证变的辨治思想是王师临床辨治的重要特色，在王师很多医案中均可见到，值得我们反复玩味、学习。

（孙洁整理）

青斑症案

杨某，女，14岁，2012年9月23日初诊。

主诉：皮肤青斑半年余。

现病史：去岁冬季，足生冻疮，继而右下肢出现皮肤青斑，经行量少色淡，舌暗红，苔薄白，脉迟涩。

西医诊断：网状青斑症

中医诊断：青斑症

证型：寒邪凝滞

治法：温经散寒，调和营卫

处方：当归12g，川芎10g，赤芍12g，炒生地黄15g，炒牡丹皮10g，丹参15g，桂枝6g，北细辛3g，鹿角片10g，乌元参20g。7剂。

二诊：2012年9月30日。右下肢仍有散在青斑，舌暗红，苔薄白，脉迟涩。

处方：当归15g，川芎10g，赤芍15g，生地黄24g，牡丹皮9g，丹参15g，桂枝6g，北细辛3g，鹿角片10g，乌元参30g，金银花30g。21剂。

三诊：2012年10月21日。右下肢青斑较前减少，舌暗红，苔薄白，脉迟。

处方：炒当归15g，川芎10g，赤芍15g，炒生地黄24g，牡丹皮9g，丹参15g，桂枝10g，北细辛3g，鹿角片15g，乌元参30g，金银花30g，白术10g，薏苡仁30g。14剂。

守方加减3次。

七诊：2012年12月30日。右下肢青斑显减，经量转多，舌淡红，苔薄白，脉迟。

处方：当归15g，赤芍15g，生地黄24g，牡丹皮10g，丹参30g，桂枝15g，北细辛3g，鹿角片24g，乌元参30g，金银花30g，薏苡仁30g，黄芪30g，虎杖根15g，生晒参片6g。14剂。

按： 网状青斑症是一种由多种原因引起的皮肤局部血液循环失调性血管疾病，以皮肤出现持续性青紫色网状变化为临床特征。持久的功能性血管改变发展成器质性病变时称为网状青斑血管炎。虽无明显不适，但影响美观，为患者带来困扰。本病虽无相应中医病名，但考其辨证属血虚寒凝，气血瘀滞，故选用当归四逆汤为基本方温经散寒、养血通脉；酌加川芎、生地黄养血活血；牡丹皮、丹参活血散瘀；鹿角片温肾助阳；元参滋阴解毒。本证虽以血虚寒凝，气血瘀滞为致病之因，然血瘀之处必有伏阳，积久蕴热，是辨证时需要着眼之处，治疗中期果有寒邪郁久化热之象，故用当归四逆汤温经散寒、养血通脉，又用四妙勇安汤加金银花、虎杖根清热解毒、活血祛瘀，寒温并进，达到缓解病情的目的。后期更辅以益气扶正之品促其恢复，效果理想。

当归四逆汤方出《伤寒论》厥阴篇，是血虚寒凝的代表方。方中当归甘辛温，养血补血，是滋补肝血之要药；芍药益阴和营，配当归酸甘化阴，增强养血之功；桂枝宣通阳气、温经通脉，配当归辛甘化阳、温通血脉，伍芍药内疏厥阴、外和营卫；佐以细辛外温经脉，内温脏腑。以通草、大枣、甘草为使，通草通行血脉，大枣、甘草补益脾胃，调生化之源。诸药配合，有和厥阴以散寒邪之功，调营卫以通阳气之效。临床应用时，无论内、外、妇科，凡有血虚寒凝皆可应用，王师临床常以此方加减治疗胸痹、胃痛、头痛、寒疝腹痛、肩周炎、坐骨神经痛、痛经、雷诺现象、血栓闭塞性脉管炎等。

（智屹惠、张弘整理）

第二章 医 论

谈辨证论治

辨证论治是将理、法、方、药等中医药理论转化为临床应用的一项基本技能，是临床中医师必须掌握的技能，是中医的核心特色，也是中医临证的精髓所在。但是学习辨证论治却并不容易，需要在临床中不断地反复实践。国医大师任继学曾经讲过，"不到六十不懂中医"，正是强调这个学习过程的艰苦和漫长。

（一）辨病与辨证相结合

首先必须强调的是，辨证应当以辨病为前提，辨病不仅指中医病名，也包括西医病名，中医的病名必须要辨，西医的病名力求能辨。

1. 辨西医病名要坚持中医思维

为什么中医、西医病名都要辨？因为西医病名一旦成立，其发病原因就比较清楚，诊断也相对比较准确，疾病的转归、预后、疗效标准、判断规范明确，可防止误诊，同时还有利于启发思路，借助指标观察疗效，增强说服力。近代章次公先生早在新中国成立以前倡议中西医双重诊断，说明当时已经认识到这一重要性。国医大师朱良春提出在临床上应中医辨证与西医辨病相结合的观点。现在病案书写已明确规定要中西医病名双重诊断，但值得注意的是，在辨证过程中一定要坚持中医思维模式。

2. 辨中医病名有利于辨证准确

辨析中医病名可以帮助我们更加准确地辨证论治。中医病名是中医理论体系直接应用的具体体现，是前人对这一疾病辨证论治经验的结晶，并且又经后人不断充实和丰富。以伤寒六经病为例，每个病的症状、诊断、治则、方药十分规范。《伤寒杂病论》就是既辨病又辨证，先辨病后辨证，辨病论治与辨证论治相结合的范例。

在辨中医病名的时候，对根据不同方法命名的疾病要区别对待，对于已形成独立疾病的病名如胸痹、中风、痹证等，都有共同的病机和辨证论治规律可以遵循，确定病名可以提纲挈领，使辨证更有针对性；对于以主要症状命名的病名，如头痛、腹痛、咳嗽、不寐等，重点是辨好主症；对于以病因、病机命名的病名，本身即包含了病机和病名两层含义，其重点也在辨病机。

（二）三步法辨证论治

抓住主症，综合兼症；提炼病机，确定证型；制定治则，选方用药。这是临床辨证时的基本步骤和方法。

1. 抓住主症，综合兼症

无论是否已明确中西医病名，进行辨证时首先要抓住主症。主诉最突出的问题是患者最希望解决的问题，一般意义上讲，首先应考虑它为主症。进一步说，对能确定证型权重大的症状即是主症。抓住主症，能起到纲举目张的作用，是准确辨证的关键。

除主症之外，其他症状一般都称为兼症。在辨证过程中，并不能说兼症的权重就轻，因为中医是通过宏观整体层面去把握人体生理病理的，主要是通过医生直观的感觉和患者外在的表现，也就是"有诸内，必形诸外""司外揣内"，所以每一个症状都是与整体密切相关的，切忌孤立、片面地去观察局部的症状。有的兼症对辨别病位、病性、病因、病势能起关键作用。

2. 提炼病机，确定证型

病机是指疾病病变的机理，这是通过对主症、兼症的系统分析、归类，继而推断其病因、病位、病性及发展、转归的过程，具有高度的概括性。思辨病机的过程，也是形成证型的过程，是辨证过程中关键的节点，是医生中医理论基础和临床实践水平的体现。在临床上患者的症状往往是复杂的，有时可以归纳出两个以上的症候群，所以病机往往也不是单一的，可以有两个或者三个以上的病机同时存在，如肝脾两虚。这时就要明辨孰重孰轻，以及各证之间的关系，治疗时也必须分清主次。

在中医思辨过程中，首重八纲辨证，八纲辨证是辨证的总纲，任何辨证方法都离不开它。八纲之中，何为最重？《黄帝内经》中的辨证方法就是分为阴阳两纲，但在内伤杂病辨证中应当以辨虚实最为紧要。正如《素问·调经论》所云："百病之生，皆有虚实。"《景岳全书》讲得更为具体，曰："千病万病不外虚实，治病之法无逾攻补。"同时辨病机还必须联系到脏腑，即脏腑辨证，脏腑辨证的意义在于确定病位，从而对脏腑的生理病理进行分析。除了八纲和脏腑辨证，其他的辨证方法如六经辨证、经络辨证、病因辨证、卫气营血辨证、三焦辨证以及方证对应，都各有特点，都是辨证论治体系的组成部分，临床应用时可结合参考。

3.制定治则，选方用药

（1）制定治则，法随证出：辨证完成之后，即据证以定治则、治法，此即法随证出之意。如寒则温之，虚则补之，务必以"治病必求其本"为核心思想。因为临床辨证的复杂性，实践应用当中以复合法居多，如消补兼施、温清并用、升清降浊、表里同治、益气养血、气阴双补、行气活血等。运用复合治法的关键是应注意主次得当。

（2）必有主方，方从法出：《黄帝内经》中记载的十三方即是主病主方的典型例证。《伤寒论》《金匮要略》则更为清晰，麻黄汤是太阳病麻黄汤证的主方，桂枝汤是太阳病桂枝汤证的主方，体现了主病主证主方的特点。主方既定，再根据具体情况参以加减。所以小柴胡汤有七种加减法，理中丸有八种加减法，这都是主病主证主方基础上随症状加减的示例。

在确定主方的基础上，还应根据情况随症用药，务求简洁明晰，应用快捷。临床常用的药对即是随症用药的经验总结。如清肠止泻用地锦草、马齿苋；健脾止泻用山药、芡实；养心安神用酸枣仁、柏子仁；和胃安神用半夏、秫米等。

总之，辨证论治的学习不是一蹴而就的，需要经过长期的实践，不断地充实和更新理论知识，不断反思总结，日积月累方可形成。在现代科学迅速发展的今天，尤其要重视中医基础的学习，否则中医临证思辨就无从谈起。将辨病与辨证相结合，抓主症、定病机、处方药是辨证论治的基本思路，也是提高辨证水平的重要途径。

（王坤根亲述）

关于中医内科临床的几点思考
——2009 年香港—北京—杭州内科论坛主旨演讲

尊敬的各位领导、各位专家：

上午好！

很荣幸能够向诸位顶级西医专家（编者注：听众主要来自北京协和医院、北大医院、香港大学、浙江大学附属第一医院等亚洲一流医疗中心的权威医学专家）介绍我们中医内科临床的一些情况。

在介绍之前，我想先跟大家探讨一个由来已久的话题：中医的存废？这是百年来饱受争议的问题。其中比较突出的官方事件有 3 次：北洋时期的"教育系统漏列中医案"，国民党时期的废止中医案，以及新中国成立之初的"改造中医"之争。此外，中医学还受到了许多学者的抨击。但是，距离废止中医案已 80 年后的今天，中医学依然存在！中医药事业依然在蓬勃发展！民意调查亦显示 87% 的受调查者相信中医！这又是为什么？我们认真分析一下那些否定的意见，就不难发现，他们大多不是从现代医学的视野来评论中医，就是把中医学中不合理的部分误作为核心。

作为中医内科学的工作者，我今天想从中医临床实践的角度来跟大家探讨以下几个问题，希望能使各位对中医学有一个相对客观的认识。

第一，什么是中医内科学？

中医内科学是运用中医学理论研究人体内脏疾病，阐述内科所属病证的病因病机及其证治规律，并采用以中药治疗为主的一门临床学科。它是中医学的主干学科，是学习和研究临床其他各科的基础。

中医内科学的发展源远流长。早在殷商的甲骨文中，就已有关于内科疾病方面的知识。《黄帝内经》的成书标志着中医学理论体系的初步形成。而东汉张仲景的《伤寒杂病论》则为中医内科学奠定了辨证论治体系的基础。晋唐至宋代，中医内科学已初建雏形。脉学著作有王叔和的《脉经》，病因病机专著有巢元方的《诸病源候论》，临床医学全书有孙思邈的《备急千金要方》、王焘的《外台秘要》，大型方书有《太平圣惠方》《圣济总录》等。接着就是刘完素（刘河间）、张从正（张子和）、李杲（李东垣）、朱震亨（朱丹溪）金元四大家的争鸣时期。到了明清，在诸多"不为良相，当为良医"的儒医们的带领下，中医内科学步入了昌盛时期。一方面是杂病的总结与发展，另一方面是温病学派的崛起与壮大。19世纪中叶以后，随着西方医学大量传到我国，部分中医学者以振兴发扬中国医学为目的，主张引进西方医学中先进的理论、技术与中医汇通，提出要做到"师古不泥古""衷中参西""损益乎古今""参酌乎中外"等，这就是著名的中西汇通派。新中国成立以后，在党和政府的支持下，在进一步探索传承与创新并重的过程中，中医内科学的临床、科研与教学工作都得到了空前发展。

第二，中医内科医生在临床实际中是如何诊疗的呢？

中医内科临床诊疗主要包括四种形式：以中医病名统证、以西医病名统证、方证对应以及专方专药。

第一种，以中医病名统证。这是中医内科传统的诊疗模式。比方说泄泻病：它的定义是大便次数增多，粪质清晰，甚至如水样，其中泄指漏泄，病势较缓；泻指倾泻，病势较急。病因是感受外邪、饮食所伤或情致失调、体虚久病；基本病机为脾虚湿盛；严重的病情转归是亡阴、滑脱。辨证论治有实证、虚证、虚实夹杂证之分。实证有寒湿证、湿热证、伤食证之别，虚证有脾虚证、肾虚证之分，虚实夹杂如肝脾不和证。

第二种，以西医病名统证。这也是目前中医内科较常见的诊疗方式。这种模式强调宏微观辨证相结合。以溃疡性结肠炎为例：本病是一种慢性非特异性结肠炎症，病变主要位于结肠的黏膜层，且以溃疡为主，多累及直肠和远端结肠，但可向近端扩展，以至遍及整个结肠。临床表现主要为腹泻、黏液脓血便、里急后重、腹痛等。活动期时，病人在主症的同时还出现如舌红、苔黄腻、脉滑的表现，辨证可定为大肠湿热证，治则为清热化湿；若出现舌淡红、苔薄白、倦怠乏力、脉沉弱，辨证则为脾气虚弱证，治则为健脾益气。但结合内镜，我们可以知道即使是"脾气虚弱证"患者镜下亦有"黏膜充血、水肿"这一"湿热证"的表现，所以在健脾益气的基础上，需加清化湿热之品；镜下"糜烂、溃疡"则又提示了"热胜肉腐"这一"疮疡"病机；而凝血类检查提示的高凝状态，则又提示了"气滞血瘀"的病机，故在治疗上就应针对性的采用敛疮生肌与行气活血的治法。在给药方式上，按"急则治其标"的原则，就应在整体调理的基础上，加以中药灌肠的措施。缓解期时，若患者表现为舌淡胖、苔薄白、脉沉弱，则辨证为脾气虚弱证，治则为健脾祛湿；若表现为舌暗红/有瘀点、苔黄腻、脉沉涩，则为脾虚湿热、气滞血瘀证，治则为益气健脾、佐以清化、兼疏气血。结合微观辨证，我们知道即使是"脾气虚弱证"，患者也有"湿热"所致的"黏膜充血、水肿"，"气滞血瘀"所致的"肠壁增厚、假性息肉、高凝状态"。所以综合宏微观辨证，则诊断为脾虚湿热、气滞血瘀，治则为益气健脾、佐以清化、兼疏气血。以西医病名统证，宏微观辨证相结合的这一诊疗思路，有助于得出更全面的诊断，从而为患者制定更为合理的治疗方案。

第三种，方证对应。这种诊疗形式肇始于《伤寒杂病论》，主要有方剂与病机这一疾病本质相对应，以及方剂与症候群这一表象相对应两种形式。这都是我国传统中医学的重要诊疗方式，以小柴胡汤为例，前者对应少阳枢机不利的病机；后者对应"口苦、咽干、目眩、默默不欲饮食、往来寒热、胸胁苦满、心烦喜呕"七大症状，"但见一证便是，不必悉具"。

最后一种，专方专药。专药专病如青蒿、常山截疟；海藻、昆布治瘰。专方专病又有两层含义：一种是传统中医学提出的方与病机相应，例如大黄牡丹汤针对大肠瘀热的病证，而肠痈（急性阑尾炎）的基本病机为湿热瘀滞，因而大黄牡丹汤就成为治疗肠痈的专方。另一种则是一些日本学者继方剂与症候群对应后进一步"提炼出来"的方与西医病名对应，例如小柴胡汤对应慢性肝炎。但这种背离中医思维方式的诊疗方式势必会触到暗礁，"小柴胡汤事件"导致百年老店"津村顺天堂"破产的例子就是明证。

第三，什么是中医内科诊疗的核心？

上述四种诊疗形式，都有一个共性，就是注重"证"。"证"是中医内科诊疗的核心，那么什么是证？证、病、症又有什么联系与区别呢？

"证"是中医学的核心，是指在中医学理论指导下对某一个体在疾病某一阶段病机的概括。它包括病因，如风寒证、风热证；病位，如表证、里证；病性，如寒证、热证，虚证、实证等。"证"的产生来源于望、闻、问、切四诊对症状、体征，即"症"的捕获。针对"证"的诊疗就是"论治"，横断面的辨证论治，在时间和空间的发展中，就形成了对病的认识。中医学者是强调"识病"的，如朱肱在《类证活人书》中指出："名定而实辨……不得其病，妄加治疗……是非纷乱，性命之寄，危于风烛。"但在历史的长河中，医家们对病的认识有所不同，导致了中医的病名缺乏统一的规范。如有按主症命名的咳嗽、喘证，有按主要体征命名的黄疸、水肿，有按病因命名的中风、中暑，有按病位命名的胸痹、肝着等。

第四，中医内科的诊疗疗效如何？

中医内科的临床疗效可归纳为二级效力：一级效力指单独采用中医药就能获得治愈或加速痊愈。比如，中医药治疗可加速治愈感冒、带状疱疹等自限性疾病；可治愈部分肠易激综合征之类的功能性疾病以及如不明原因发热等现代医学无法明确诊断的疑难杂症。二级效力是指采用中医药可对一些疾病的某些症状（如慢性咳嗽、慢性便秘），某一病理环节（如糖脂代谢紊乱、免疫功能低下），某些阶段起到明显疗效或调控作用。

这里我跟大家介绍一下我院中医药治疗肺癌的"四阶段"模式。现代医学的手术、放化疗是治疗肺癌的主要手段，但存在"一盲区、两弱点"。"一盲区"是指随访期一般采取临床观察，而此阶段的肿瘤复发率可达50%～70%；"两弱点"是指提高放化疗通过率、治疗晚期并发症的手段不多。针对"一盲区、两弱点"，我们采取"四阶段"的治疗模式。在围手术期，常见中医证型为肝郁脾虚证，使用中医药后可提高对手术的耐受性，促进术后恢复；放化疗期常见的中医证型是脾气虚弱证，使用中医药后可起到增效、减毒的作用；随访期的常见中医证型为气虚痰阻、阴虚内热证，使用中医药后可减低肿瘤复发、转移；姑息治疗期的常见中医证型为气滞血瘀、肝肾阴虚证，使用中医药后可控制症状，提高生存治疗，延长生存期。

第五，当前中医学发展面临的四大课题。

第一个课题：循证医学与中医个体化诊疗。

中医学强调以辨证论治为特色的个体化诊疗，中医学更强调对共性的认识，整体观念就是求同，病异治同也是求同。而中医学在发展的过程中，其内涵也是不断丰富的，看似土生土长的中药就有相当一部分是外来之品，如乳香、没药、阿魏、番泻叶、西洋参等；在与现代医学接触的过程中，中医界也出现了主张"拿来主义"的中西汇通派。

随着现代科学技术的发展，循证医学已成为21世纪医学的主流。同样强调"最佳诊疗方案"的中医学界也正在逐渐引入循证医学的理念。我们引入循证医学的目的：一方面要制定出指导性强的临床指南或专家共识，从而将个人经验转化为群体效应；另一方面，我们也要拿出更多令人信服的证据以显示中医药疗法的临床疗效。

第二个课题：中医学的整体性与分科建设。

在医学早期，疾病诊疗是不分科的；当人们对各种疾病的诊治情况掌握了一定规律时，便逐步将它们分门别类。人们对疾病了解得越深入，分科也就越细。中医学在周代时分为4科，食医、疾医、疡医与兽医，"疾医"就相当于内科医生；唐代时分为8科，体疗、疮肿、妇产科、少小、耳目口齿、角法、针科与按摩科，其中，"体疗"相对应于内科；宋代分为9科、元代分为13科，那时的内科都被称作"大方脉"。新中国成立以后，随着中医医院的建立，中医学的三级分科逐步形成。

分科制度有利于相关人员集中精力专攻某一领域，一方面积极发挥中医中药的优势，另一方面紧跟国内外研究的最新动态，取长补短，为患者提供更为优质的服务。至于专科建设是否会失去中医整体观的问题，我们认为，中医的整体观是指在辨证论治过程中的整体观，因此，对于基本功扎实的中医从业者来说，专攻一个方向，将更有助于整体与局部关系的把握。

第三个课题：传统中药与中药现代化。

首先必须指出，中药是指在中医药理论指导下应用的药物，即离开中医药理论而使用的植物、动物、矿物药或其提取物不属于中药范畴。传统的中药就有汤剂、丸、散、膏、丹等多种剂型。近年来，为了提高患者用药的依从性、增强疗效、增加经济效益，同时改变我国中医药"原料出口国"的尴尬地位，我们提出了中药现代化的理念。中药现代化是指中药种植、加工、剂型全方位的现代化，当然剂型的改革是最重要的环节。但是，接二连三的中药注射剂事件，使人们对中药制剂的安全性产生了质疑。我们认为这些事件的发生有以下三方面的因素：首先，是工艺技术不过关，而制作工艺不良与中药制剂疗效差是不应该画等号的；其次，是使用缺乏辨证，改革剂型后的中药制剂仍需辨证使用，否则就会有"小柴胡事件"之类的悲剧；第三，中药本身的毒副作用，"是药三分毒"，我们需对中药的毒副作用进行进一步研究，并加强对适应证与禁忌证的把握。

第四个课题：中医特色与中医医院建设。

中医医院应该把传承与发展中医药特色优势作为核心任务，但医院的功能是治好病，病人需要最优化方案，所以中医医院应该是由各专业人员组成的，互相合作的团队。在分科越来越细的同时，充分整合人才、技术、设备等资源也就显得尤为重要。

结束语：我们希望未来的中医内科医师能在循证医学的指导下对患者采取

个体化的诊疗方案；我们希望未来的中医内科学合中有分，分中有合；我们希望未来的中药既高效又方便；我们希望未来的中医医院具有鲜明的中医特色及较强的综合实力。我们希望有一大批热爱中医的人士能推动中医药事业不断地发展。他们当中，既有高校培养的现代中医师，也有运用中医思维发展中医药的现代医药学工作者，有中医基础理论的研究者，也有"师承制"的执业者，更会有很多关心、支持、发展中医事业的社会各界人员。当然，其中的主力军应该是我们的现代中医师。他们首先会有深厚的人文素养，因为他们知道传统文化是中医学发生发展的土壤，更明晰地知道只有具有较高的人文素养才会对人的价值、人的生存意义有更深层次的关注；其次，他们有扎实的中医功底，他们不仅会从课堂上了解中医，也会从中医古籍里认识它，更会在名中医带徒的实践中感悟它；第三，他们具有宽广的综合素质，不会排斥其所在时代的科技成果，他们在继承传统的同时努力学习现代科学技术知识，他们会利用所学给中医药事业不断添砖加瓦。

　　遐想之余，让我们再次回到开始的这个问题：中医的存废。在我国，中西医学都是医学整体的组成部分，中西医学之争应回归到"以人为本""以人为中心"的主题上来；应在相互认识和理解的基础上，为探求医学之大同而进行合理的争鸣！我们坚信：在大家的共同努力下，在中国这片热土上，一定会产生融中医之神彩与西医之精髓的新医学体系，中国医学一定会屹立于世界医学之林！

　　谢谢大家！

（沈淑华整理）

"病证互参"诊疗模式当代内涵探析
——以胃食管反流病为例

　　"病"是疾病全过程、普遍规律的综合判断，"证"是疾病某一阶段、某一个体的临床诊断。"病证互参"的诊治模式是中医学历史长河中的一条主旋律，在现代科学技术日新月异的今天，"病证互参"应具有怎样的内涵？本文通过追溯"病证互参"的历史源流，以及总结王师"病证互参"诊治胃食管反流病的经验，试对这个问题进行探析。

（一）病证互参的历史溯源

1. 古代之病证互参

先秦时期，病证互参模式初具雏形。现存最古老的方书《五十二病方》中载有癫疾、疣、马不痫、蛊、疽病等52种病名。《黄帝内经》涉及的病名达100余种，并对许多专"病"进行了论述，如《疟论》《咳论》《痹论》《痿论》等；此外，以病统证、分证论治的思想在《黄帝内经》中也初见端倪，如疟病有寒疟、热疟、风疟、瘅疟等数种。

东汉张仲景奠定了在辨病基础上进行辨证论治的基石。《伤寒论》以六经辨病、分经辨证，如太阳病以汗法为治疗大法，但有麻黄汤证之发汗解表与桂枝汤证之解肌祛风之别；《金匮要略》则以脏腑经络辨病，进而凭脉辨证。

隋唐时期，辨病论治、专病专方得到了进一步发展。如在《备急千金要方》《外台秘要》中有治疟用常山，治瘿用海藻、昆布，治消渴用地黄剂、黄连剂，治夜盲用羊肝等记载。

宋、金、元及明清时期，一方面由于受程朱理学的影响，辨证论治取得了显著的进展，如著名的金元四大家，创立了卫气营血辨证的叶桂，提出了三焦辨证的吴瑭等，都从理论与实践上极大地推动了辨证论治的发展。另一方面，辨病诊疗模式相对淡化。因而逐步形成了以辨证论治为主，病证互参的医学模式。不过，这一时期，亦有部分学者，十分重视对病的认识，如朱肱在《类证活人书》中云："名定而实辨……不得其病，妄加治疗……是非纷乱，性命之寄，危于风烛。"

由于时代的局限，古代医家们对病的认识与现代有较大的差异。一些中医病名为疾病的某一症状，如咳嗽、喘证，一些为疾病的某一体征，如黄疸、水肿，不过也有部分中医病名与现代疾病病名基本一致，如哮症（哮喘），疟病

（疟疾）等。

2. 近代之病证互参

近代，随着西方医学传入我国，以赵学敏、王清任、朱沛文、唐容川、张锡纯、恽铁樵、陆渊雷等为代表的中医汇通派在继承传统病证的同时，积极探索西医病名与中医病证汇通的医疗模式。鉴于当时的历史条件和西方医学的发展水平，这种"衷中参西"不可避免地存在着中西医简单对应，甚至牵强附会之处。

3. 现代之病证互参

半个多世纪以来，现代科学技术日新月异，中医学在与其不断交流、碰撞的同时，促进了自身诊疗模式的进一步发展，出现了宏观辨证与微观辨证相结合，无病从证，无证从病等新的病症互参模式。近年来，随着循证医学日益受到重视，中医药的临床疗效得到了越来越多高级别证据的支持。同时，基于循证医学理念，充分整合中西医学理论，病证互参的诊疗模式逐渐成为主流和趋势。

（二）病证互参的临床实践

1. 疾病病机，诊治主线

王师在临床实际中，一直主张现代中医师应充分运用各种医疗手段，为患者实施最佳诊疗方案，并认为根据疾病基本病机制定相应的方药，当是贯穿诊治全程的主线。对于胃食管反流病（GERD），也应遵循这一原则。胃食管反流病是指胃内容物反流入食管引起不适症状和（或）并发症的一种疾病。根据其内镜下表现可分为内镜阴性胃食管反流病（NERD）、反流性食管炎（RE）和 Barrett 食管（BE），这 3 种疾病形式之间的相互关联尚不明确。GERD 的发生是由抗反流防御作用减弱和反流物的攻击作用增强两大因素造成的。现代医学治疗 GERD 的药物主要是抑酸与促动力药。

结合文献报道与临床实践，王师指出 NERD 与 RE 的中医病机主要为痰热扰膈；或是痰气互阻胸膈，肝胃不和、气机上逆。BE 则为肝胃不和、瘀毒互阻。本病可由饮食不节，烟酒无度，胃气不降，脾气不升，水谷不化，痰浊内生；或因情志不遂，肝胆失于疏泄，横逆犯胃，终致脾胃升降失司，胃气上逆；久病入络，由气及血，瘀血内阻；痰瘀郁久化热，因热生毒，而见诸症。对于 NERD 与 RE，他常以二陈汤合左金丸作为基本方和胃降逆、清肝泻火，治疗 BE 则再加用半枝莲、白花蛇舌草、水红花子等清热解毒、活血软坚之品。左金丸出自《丹溪心法·火》，主治肝火，黄连、吴茱萸的比例为 6∶1，王师在临床上常随寒热多少而调整，并不拘泥。

2. 辨证论治，个体治疗

每一位患者由于先天禀赋、性别、年龄、饮食起居、社会环境等不同，即使罹患同一疾病，往往也会出现不同的症状、体征、舌象、脉象。根据中医学理论，将这些信息进行归纳分析后，就会得出不同的证型，从而需要采取不同的治疗方法。

我们将 2009 年 1 月～ 2011 年 5 月于王师门诊处就诊的 125 例胃食管反流病患者的病例进行了回顾性分析。其中男性 87 例（69.60%），女性 38 例（30.40%）；年龄 24 ～ 81 岁，平均（49.31±14.13）岁。中医证型依次为痰气互阻证（32.8%）、肝胃不和证（27.2%）、脾胃虚弱证（22.4%）、痰热内扰证（15.2%）和胃阴不足证（2.4%）。用药上，王师多于基本方上合用不同证型的主方主药，如痰气互阻证合用香苏平胃散，肝胃不和证合用四逆散，脾胃虚弱证合用六君子汤，痰热内扰证合用温胆陷胸汤，胃阴不足证合用益胃汤等。

3. 专方专药，博古纳新

专方专药，就是指那些对治疗某一疾病或改善某一症状有特殊疗效的专门处方和（或）药物，如黄连治痢、青蒿治疟、大黄牡丹汤治肠痈。其或出于古典文献，或源于民间单方、验方，或来于现代药理学研究成果。王师认为，积极吸纳这些古今中外的处方用药知识，对于提高临床疗效有着莫大的裨益。在诊治胃食管反流病时，他喜以半夏厚朴汤治疗梅核气，急性子、威灵仙、鹅管石下气降逆，白及保护食管黏膜等。急性子即凤仙花子，微苦，辛、温，有小毒，功能破血软坚消积，用于癥瘕痞块、闭经、噎膈。20 世纪 60 年代王师即发现一些草药医将它用于食管癌，对食管吞咽不利或困难者有效，但因畏其有毒，未敢试用，后来在认真研习了国医大师徐景藩的一篇临床报道才放胆用之，常用量 10g 均无明显不良反应。

4. 中西疗法，兼容并蓄

"病之所患患病多，医之所患患道少"，王师指出，为了更好地促进疾病痊愈，现代中医师应将当今的各种诊疗手段与中医疗法合理配合运用。他在诊治胃食管反流病时，就把对患者进行生活方式的宣教视作首要处方，如建议患者睡眠时抬高床头、避免进食高脂、高糖饮食等；对难治性 NERD、RE，主张患者在服用中药的同时，规则使用质子泵抑制剂（PPI）和促动力药等。

结语：纵观两千多年的中医学发展史，"病证互参"诊疗模式大致经历了由中医病证互参，到西医病名与中医病证互参，再到现今在循证医学指导下病证互参的三次腾飞。每一次都是同时代的医家们在继承传统的基础上，吸纳新知，从而使中医学踏入了新纪元。王师在诊治胃食管反流病的临床实践中，身体力行这一新的诊疗模式，博古厚今，故常收拔刺雪污之效。至于这一模式的疗效评价体系，目前尚存争论。笔者认为，此体系应包括病与证两部分，前者相对明晰，后者则需要广大中医、中西医结合工作者在长期临床与科研中不断探索，通过借鉴生存量表、数据挖掘等多种研究方法，通过运用心理学、遗传学、免疫学、分子生物学等多种学科手段，进一步规范中医证型的诊断标准、明确中医证型的现代内涵，最终促进"病证互参"诊疗模式的最佳疗效评价体系的建立。我们坚信，遵循循证医学原则，病证互参的诊疗模式，一定会使古老的中医学焕发出更加强大的生机与活力。

（沈淑华整理）

从气化论治诸疾

天地、人身同此一气。一气而生阴阳，阴阳而生五行，五脏以应五行，于是"天食人以五气，地食人以五味。五气入鼻，藏于心肺，上使五色修明，音声能彰；五味入口，藏于肠胃，味有所藏，以养五气，气和而生，津液相成，神乃自生"（《素问·六节藏象论》）。一旦虚邪贼风，因虚乘人，三部之气，各伤其部，则诸疾生矣。如是，则知"百病生于气也"。然而，百病皆言气化，未免失于泛泛。王师认为，从"气化"论疾，其要在于明其生化胜复之道，气机运行之理，其余如脏腑经络、气血津液，虽皆由乎气化，不必务以气化言之，反致无从下手。

生化之道，主要是指"地之五味"，可以化生精微以养人身，亦可变生痰、饮、浊、瘀乃至内生六气以伤人。所以在治法上，一是要顾护生化之源，以生"精、气、津、液、血、脉"，王师注重在补益之中辅以温通、流行，则气化可行；二是要消诸内生邪气，如痰、饮、浊、瘀之类，王师以"化阴浊"之法治之。

人身气化，不止在"化"，还在于"行"。故而《丹溪心法·六郁》中说："气血冲和，万病不生，一有怫郁，诸病生焉。"气郁则血不能行，津不能化，不但留于经络而为诸患，更可生阴浊诸邪，则变证蜂起矣。于此，王师以"行郁滞"治之。

五行之道，亢则害，承乃制，五行更替，各有胜复。五行实际上是气机的五种运动特点。"五行者，金木水火土也，更贵更贱，以知死生，以决成败，而定五脏之气，间甚之时，死生之期也。"（《素问·脏气法时论》）五行关系是脏腑病变传化的根本，也是内伤疾病发病的重要因素。因此，王师非常重视基于五行的脏腑关系，通过调节其生克乘侮，以合气宜。

1. 化阴浊

《灵枢·决气第三十》曰："……精、气、津、液、血、脉，余意以为一气耳。"此一气，即为天地水谷之气。天地水谷之气要转化为人身的"精、气、津、液、血、脉"，就必须要依靠"五脏化五气"（《素问·阴阳应象大论》）。如果因为各种原因引起气化不利，水谷饮食就不能转化成精微物质，反而化为湿、瘀、痰、浊等各种阴邪浊气留于体内，化生百病。以利湿、祛瘀、化痰、去浊等治法当然不错，但是未能直指根本。必须先治气化，使气化正常，则无论食、气、阴邪，俱能化之。这也是《金匮要略》所言"阴阳相得，其气乃行，大气一转，其气乃散"的意思。对于这类患者，王师首重气化，以"化阴邪"之法治之。常用方为自拟三术二陈一桂汤。

2. 行郁滞

《素问·阴阳应象大论》曰："左右者，阴阳之道路也。"应之于人，则肝气居左主升，肺气居右主降，脾胃居中而斡旋气机。《难经·六十六难》说："三焦者，原气之别使也，主通行三气，经历于五脏六腑。"故而三焦通利，则气机可行。是以王师治诸气机不畅，郁滞不行，首重疏肝、降肺、调脾、通利三焦诸法。常用之方有自拟柴郁二陈汤及半夏厚朴汤等。

3. 合气宜

经曰："治病必求于本。""审察病机，无失气宜。"那么，如何才能"谨守其气，无使倾移"呢？五行是"气－阴阳－五行－万物"模型中的重要一环。周敦颐有云："太极动而生阳，动极而静，静而生阴，静极复动。一动一静，互为其根。分阴分阳，两仪立焉。阳变阴合，而生水火木金土，五气顺布，四时行焉……二气交感，化生万物。"（《太极图说》）说明"阳变阴合"而生五行是一气生万物的重要环节。这段话实际上也是对《素问·六节藏象论》中"故其生五，其气三"的精准注释。

因此，王师非常重视基于五行胜复的脏腑病机传变规律。善于通过调节五行关系调治脏腑疾病。如用百合乌药汤调节金木关系；以滋水清肝饮调节水木关系等。然二方之用，不过豹纹一窥，王师处方用药之时，制化胜复之用，时时可见。如以柴郁二陈汤清肝扶土，黄芪桂枝五物汤益火疏土，百合地黄汤金水相生。其他临证加减，调和五行之气更是随案可见，何止二方之用！

总之，王师认为"百病生于气也"。气化异常是疾病发生、发展的关键；调节气机，"无失气宜"则是诊治疾病的核心环节。若气不化津，内生诸邪则治以化阴浊；气失流行，津血阻滞则治以行郁滞；胜复之道，五脏相传，则治以合气宜。实际临床应用之妙，则又远远不拘此三法，可谓"数之可十，推之可百，数之可千，推之可万"，然推求其要，则是此"气化"二字。

（孙洁整理）

浅析"生病起于过用"

王师勤研经典，对于中医病因学说，特别推崇《素问·经脉别论》中"生病起于过用"的观点。老师指出，"中庸"理论是中华文化的核心思想之一，对于中医的病因学、发病学、方药学、养生学等均产生了重要的影响。所谓"中"并非是指不偏不倚，恰好在中间的状态，而是说无太过、无不及，正当其位，恰合其度的中和状态，太过或不及均会导致"中"的失和，从而致病。在中医病因学中，表面上虽然更强调"太过"对疾病发生的作用，但实际有太过，必有不及，大至天地阴阳，小至脏腑毫毛，一旦有所太过，失其和调，就必然会损伤脏腑气血，从而导致疾病的发生，即"生病起于过用"。概言之，有以下五个方面。

1. 饮食过用致病

饮食过用致病一方面是指饮食过量损伤脾胃；另一方面则指偏嗜五味，日久形成体质偏颇，从而形成对某些疾病的易感性。如《素问·生气通天论》云："高粱之变，足生大丁，受如持虚。"此是言其膏粱厚味之太过，反生湿热，化生疮痈；《素问·奇病论》曰："此人必数食甘美而多肥也，肥者令人内热，甘者令人中满，故其气上溢，转为消渴。"这是说肥甘太过，湿热内生，谷气上溢，化热灼津，转为消渴。对此，《内经》提出了"食饮有节"（《素问·上古天真论》）、"谨和五味"（《素问·生气通天论》）的饮食原则，力戒大食过饱及五味偏嗜。

2. 情志过用致病

七情过激，或持续过久，过于常度即为情志过用。如"怒伤肝""喜伤心""思伤脾""忧伤肺""恐伤肾"等。《内经》对精神情志的修养也非常重视，认为精神愉悦、意志宁静是保持身体健康的关键，是防病健身、延年益寿的首要条件。所谓"志闲而少欲，心安而不惧，形劳而不倦"，精神内守，恬澹虚无，可使人体气机调畅，气血平和，精神不散而安定内守，正气旺盛，足以抗御病邪而"能年皆度百岁"。

3. 劳倦过用致病

"劳"指过度劳累，"倦"即倦怠乏力。劳力、劳神或房劳过度，可致正气内伤，五脏虚损，邪气因入，百病丛生。对此，《内经》提出"不妄作劳"的养生原则。即孙思邈所谓之"常欲小劳，但莫大疲"。只有适度而合理地安排劳作与休息，才能形与神俱，体力充沛，思维敏捷。

4. 气候过用致病

人与天地相应，而气候变化正是天地阴阳消长变化的主要表现。所谓"天食人以五气"，正常情况下，六气消长交替，以养万物。如若太过或不及，成为"六淫"，则可致病，所谓"风胜则动，热胜则肿，燥胜则干，寒甚则浮，湿胜则濡泄"。因此，积极主动地根据自然界四时气候变化规律避害就利，可以达到却病延年的功效。

5. 医源性过用致病

过度使用药物、针灸、推拿、按摩等治疗方法亦不可取，轻则损伤脏腑气血，重则致病。《内经》中反复强调的"中病即止""以平为期"和勿犯"过当则伤和"之误的告诫，就是这个理论在临床治疗中的具体体现。

"生病起于过用"是《内经》中重要的发病观。这一观点提示我们，在临床实践中，要在整体观念的基础上，辨证地从人与自然、社会等外部环境以及人与情志、饮食、起居、劳倦等内部因素相互作用的角度去分析、认识疾病的发生、发展、转归与预后。

（孙洁、张弘整理）

脾胃病学术思想概要

"脾胃"系统包括脾与"胃家","大肠小肠,皆属于胃",故"胃家"又由胃、小肠、大肠三腑组成。脾胃系统是饮食受纳与输布的主要脏腑。胃主受纳、腐熟水谷,小肠受盛由胃下传的食糜,在脾与小肠的共同作用下食物得到进一步消化,并转化为精微和糟粕两部分。清者(水谷精微和津液)由小肠吸收,经脾气转输而至全身;浊者(食物残渣和部分水液)则由小肠传送到大肠。在内外因素的作用下,"脾胃"的生理功能发生了改变,则会产生相应的病证,即脾胃疾病,主要包括呕吐、呃逆、吞酸、胃痛、胃痞、胃反、腹痛、泄泻、便秘等。

脾胃学说是中医学理论的重要组成部分。它是历代医家在临床实践中逐渐形成的关于脾胃生理病理特点理论,及关于脾胃病及相关疾病的诊治,包括理、法、方、药在内的一整套理论。秦汉时期的《黄帝内经》《伤寒杂病论》等奠定了脾胃学说的基础,其发展于隋唐两宋,成形于金元时期,至明清得到了进一步的完善。

《黄帝内经》对脾胃生理作了多方面的阐述,如确立了脾胃的阴阳与五行属性,描述了脾胃的受纳与运化功能,论述了脾胃病的病因(六淫、七情、饮食、劳逸、外伤等)。对脾胃病的治疗,《内经》主要从气味理论角度,提出了甘缓、甘补,苦泻、苦燥等处方原则。如"脾苦湿,急食苦以燥之""脾欲缓,急食甘以缓之,用苦泻之,甘补之"。方药如脾瘅口甘者,"治之以兰";"胃不和则卧不安,半夏秫米汤主之"等。亦涉及针灸,如《灵枢·五邪》提出,邪在脾胃,阳明"若俱不足,则有寒有热,皆调于三里"。此外,《内经》中还论述了从脾胃治疗某些病症,其中最为人熟知的是"治痿独取阳明",至今仍具有临床指导意义。

张仲景在潜心研习《内经》《难经》等的基础上,结合自己的临床实践,著成《伤寒杂病论》一书。在该书中,仲景提出了脾胃病的基本治疗法则,如小建中汤之甘温建中法，附子粳米汤、理中丸之温中散寒法，大黄黄连泻心汤之泄热消痞法，半夏泻心汤之辛开苦降法，麻子仁丸之泻胃润脾法，承气汤之泻热通腑法，旋覆代赭汤之降逆和胃法，桃花汤、诃黎勒散之涩肠固脱法等。仲景在调护中亦注重保胃气。如桂枝汤服法，须进热粥充谷气，并微微汗出；服大承气汤要"得下，余勿服"；服十枣汤"得快下利后，糜粥自养"。此外，仲景还重视脾胃与他脏疾病的关系，如《金匮要略》开篇所言"见肝之病，知肝传脾，当先实脾，四季脾旺不受邪，即勿补之"。

隋唐宋代开始以五脏为主对大量临床疾病和症状进行分类，从脏腑生理特点和病理特点探讨证治规律，使脾胃证治趋于系统化，专科化，因而促进了脾胃学说的发展。隋代巢元方《诸病源候论》专列"脾胃病诸候"，首次从病源学角度对脾胃专门论述。唐代孙思邈创建以脏腑类归为主体的疾病分类法及脏腑相结合的方证论治体系。宋代国家设立脾胃专科，由太医局所编方书《太平惠民和剂局方》创制的四君子汤、参苓白术散等名方，至今沿用不衰。钱乙则在前人的基础上创建了儿科五脏虚实辨证纲领，提出"脾主困"的观点，并根据寒热虚实选方用药。

李杲，师承刘完素，他全面继承了《内经》、仲景等有关脾胃生理、病理、辨证治疗的学说，结合当时战乱环境及治疗经验，创造性地提出了脾胃学说，《脾胃论》的问世标志着脾胃学说的建立。李东垣对脾胃生理的论述，一方面强调脾胃之气对元气的滋养，另一方面注重肝胆之气对脾胃的升发。李氏提出了著名的内伤热中论，他认为脾胃气虚，阴火内盛，壮火食气，脾胃愈虚；治疗以益气升阳、甘寒泻火为法。

至李东垣脾胃立论后，后世医家治脾胃常偏于温补。明代王纶指出，误用辛温燥热之剂，助火伤阴，每使"胃火益旺，脾阴愈伤"，以致"大肠燥结，脾脏渐绝"。缪希雍亦对脾阴不足的证治有所阐发，《先醒斋医学广笔记》云："世人徒知香燥温补为治脾虚之法，而不知甘寒滋润益阴之有益于脾也。"

清代叶天士认为脾胃虽同为中土，胃属戊土，脾属己土，脏腑之体用各殊，治疗各有所异。脾气、脾阳不足，取法东垣，补脾升阳；胃阴不足，自创新说，濡养胃阴；胃阳不足，仿大半夏汤，通补阳明；脾胃湿热，宗泻心汤意，辛开苦降。此外，叶氏指出慢性疾病经久不愈，往往由气及血，治疗以活血为要，具体有辛润通络、辛温通络、虫蚁剔络三法。

王师悬壶五十余载，精研古籍，耽于临床，对内科常见病、多发病和各种疑难杂症有丰富的临床实践经验，尤以诊治脾胃病见长。兹将王师脾胃病诊疗学术思想总结如下。

1. 脾胃后天，胃气为本

脾胃是气血生化之源，后天之本。"四季脾旺不受邪"，若脾胃健壮，则正气强盛，邪不能入。李东垣说"人以胃气为本"，调摄脾胃之气是维持健康之根本。如果胃气不伤，食欲不损，疾病虽重亦能逐渐恢复。反之，如若胃气已伤，即使身染轻疾，亦必迁延难愈。

王师强调，诊治疾病时，不论病人身犯何疾，医生都要认真评估其胃气状态。若病情严重，而兼见轻度脾胃受损的情况，则在治疗中要佐以调理脾胃之品；若是脾胃已严重受损，则应以调摄脾胃、保养胃气为主，再配以祛邪。

2. 脾胃之治，升降为要

《素问·六微旨大论》指出："出入废，则神机化灭；升降息，则气立孤危。故非出入，则无以生长壮老已；非升降，则无以生长化收藏。是以升降出入，无器不有。"脾、胃关系密切，在解剖位置上，"脾与胃以膜相连"；在生理功能上，脾胃纳运相济，升降相因，共同完成腐熟水谷、升清降浊以化生气血之功；在病理方面，脾胃之病每多互传，最后形成脾胃同病的转归。倘若脾胃失其健运之力，胃气不降，则糟粕不得往下传递，其在上则为噎膈，在中则见脘腹胀痛，在下则致便秘；不降反升，则发生呕吐、嗳气、呃逆、反胃。脾气不升，不能运化精微和化生气血，则脘腹胀满、便溏腹泻、神疲乏力；不升反降，则现内脏下垂、脱肛、大便滑脱不禁等。总之，脾胃乃人体气机升降之枢。若升降适宜，则中焦气机顺畅，出入有序，生化有源；若升降反常，则传化失司，灾害至矣。气机郁滞日久，水反为湿，谷反为滞，气病及血，而致"湿阻""食积""血瘀"等病理产物的产生，从而加重病情，使病机复杂化。

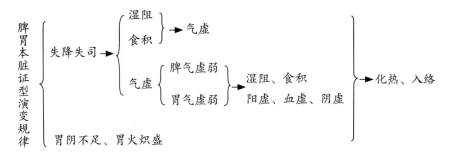

图 2-1　脾胃本脏证型演变规律

王师认为论治脾胃，必须注重脾升胃降的气机特点，其诊治之法，主要体现在以下 7 个方面。

（1）行气助运法：脾胃乃一身气机升降之枢纽，在六淫、七情、饮食、劳倦等内外病因的作用下，脾胃气机常会发生一过性的紊乱。如脾气当升不升，则见泄泻；胃气当降不降，而现便秘、嗳气；脾胃之气阻于中焦，而致脘胀、脘痛等。此时，需嘱病人起居有常，饮食有节，并以辛苦芳香之品，如香附、苏梗、陈皮等流通气机，升降有序，则诸症可期痊愈。

（2）除湿运脾法：脾主运化水湿，因外感湿邪、内伤饮邪，则成湿困脾土之证，而见脘腹胀满、口中黏腻、纳谷不馨、肢体困倦、便溏不爽、舌淡胖、苔白腻、脉濡缓等，治当中下分消，或用苍术、厚朴苦以燥湿，或取茯苓、猪苓淡以渗湿，并伍辛苦行气之品运脾气。若寒湿较盛，则加干姜、草果、荜茇、草豆蔻等温运中阳；若湿热交争，则伍黄芩、黄连等清化脾土。

（3）补益中气法：若脾失健运，再内外病因持续作用，加以湿浊、食积困阻中阳，出现神疲乏力、脘腹胀满等中气不足的表现，则可使用益气之品。黄芪、党参为补气上品，黄芪补而利水，丰腴者为宜；党参补而守中，羸瘦者更佳。脾不升清，清窍失养，则现头晕、耳鸣；水谷不布，则为久泻、久痢；内脏失举，而见胃缓、脱肛。此时益气当佐升提，方取补中益气汤。胃主降浊，胃气虚弱，气逆而上，故见嗳气、呃逆、呕吐。此时益气当伍降逆，方取旋覆代赭汤等升降同调、清补兼施。

夹食积、痰湿者，兼以化湿、消导，方取香砂枳术丸。气损及阳，胃脘冷痛，得热则减，当用干姜、肉桂温中散寒；气损及血，面色萎黄，形体消瘦，需配熟地黄、当归补血填精；气损及阴，口干苔净，更衣干结，则加石斛、麻仁濡养脾阴。

（4）消食导滞法："六腑以通为用"，腑气通降不利，复因饮食不节，以致食滞胃肠。若胸脘胀痛、嗳腐吞酸、厌食呕恶者，师以保和丸消导之；脘腹胀痛、肠鸣泄泻、便溏不爽者，则取小承气通导之。王师习用之消导药颇多，用法各异：山楂能除肉积，麦芽善消面食，枳椇子能除酒积；谷麦芽兼健脾胃，莪术尚调气血；莱菔子下气导滞便秘尤宜，建神曲疏风止泻下利更佳。若胃阴不足，舌红光绛者，王师则选醒胃生津之品，如生谷、麦芽等。

（5）滋阴降火法：若素体阴虚，或因高热久病，则见脘腹隐痛、饥不欲食、更衣干结、脉来细数等胃阴不足之象；若素体阳盛，或过食辛辣，则有消谷善饥、口舌生疮、牙龈红肿、脉来洪大等胃火炽盛之状。

胃阴不足，虚火内生，胃火炽盛，津液必耗，治疗均可用玉女煎养阴清热、引火下行。实火甚者，加黄芩、黄连、栀子苦寒直折，或佐防风、藿香、升麻发散郁火；津伤甚者，以沙参、麦冬、百合甘凉生津，或用芍药、乌梅、甘草酸甘化阴。此外，王师常伍佛手片、陈香橼、绿梅花等清轻之品疏理气机。

（6）清热化瘀法："初病在经，久痛入络"，湿、食、气、瘀郁久易于化热。若病情迁延不愈，王师常加清热化瘀之品。化瘀有和血、活血、破血三种：所谓和血，即补血活血，师喜用丹参、赤芍、鸡血藤三味，因其补血而不滞血，活血而不伤血；若脾胃虚寒，则将赤芍炒用，以制寒凉之性。活血之品以桃仁、红花、乳香、没药、蒲黄、五灵脂为代表，破血可用三棱、莪术、王不留行、凌霄花、甲片等逐瘀消癥，或以水蛭、虻虫、䗪虫等搜剔通络。王师指出，血瘀证的治疗当以去除致瘀之因为务，稍佐和血、活血之药，破血药的使用尤当审慎。

清热有中下之分：清化中焦，用黄芩、黄连、竹茹、蒲公英、白花蛇舌草、半枝莲等；清利下焦，则用黄柏、白头翁、马齿苋、地锦草、红藤、败酱草等。其中黄芩、蒲公英、竹茹无伤津之弊，为清热佳品。

（7）祛邪扶正法：气滞、气虚、湿阻、食积、血瘀等互为因果，且郁久化热，气耗为寒，临床中寒热虚实错杂之证往往更为多见。此中在难以区分因虚致实或因实致虚之际，当以祛邪为务，因"若先论固其元气，以补剂补之，真气未胜，而邪已交驰横骜而不可制矣"。

3. 脾胃居中，能和五脏

脾胃为中土，万物所归，诸脏疾病，皆可影响脾胃。正如张景岳所云："五脏之邪，皆通脾胃。"反之，病在脾胃，亦可累及他脏。如李杲所说："胃者十二经之源，水谷之海，平则万化安，病则万化危。"调理脾胃，则能使五脏和合。如《景岳全书》所云："善治脾者，能调五脏，即所以治脾胃也，能治脾胃，而使食进胃强，即所以安五脏也。"

脾胃与五脏六腑、四肢百骸均有关联，其中又以与肝胆的关系最为密切。生理上，脾胃升降和谐，有助于肝胆疏泄条达。如黄元御在《四圣心源·卷三·脉法解》中指出："木生于水而长于土，土气冲和，则肝随脾升，胆随胃降。"另一方面，脾胃纳运水谷亦有赖肝胆升发之气。诚如唐容川在《血证论·卷一·脏腑病机论》中所言："木之性主于疏泄，食气入胃，全赖肝木之气以疏泄之，而水谷乃化……胆中相火如不亢烈，则为清阳之木气上升于胃，胃土得其疏达，故水谷化。"病理上，两者可相互影响，即木病及土或土病及木。

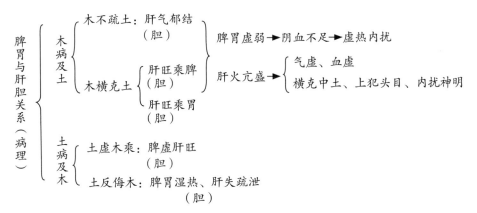

图 2-2　脾胃与肝胆关系（病理）

（1）木不疏土：肝胆之气疏泄不及，水谷纳化失司，症见精神抑郁、胸胁满痛、纳食欠馨、嗳气太息等，治当疏肝（胆）解郁，方如柴胡疏肝散。

（2）木横克土：肝胆之气疏泄太过，则易克伐中土。脾家素弱，则为肝（胆）旺乘脾之证，见急躁易怒、脘胁胀痛、肠鸣泄泻，治当泄肝（胆）健脾，方以痛泻要方加减。胃家素实，则为肝（胆）旺乘胃之证，见心烦易怒、嗳气呕吐、口苦吞酸，治宜泄肝（胆）和胃，方以左金丸化裁。木病及土，升降失司，久而脾胃虚弱，症见抑郁不欢、食少纳呆、神疲肢倦、腹痛作泻、呕吐嗳气，则当调肝佐以扶土，以逍遥散为基础方加减。脾胃为生血之源，肝为藏血之官，营血不能化生，肝血失于归藏，而见目睛干涩、面色无华、经淡量少等阴血不足之象，当合四物汤补血养血。阴血不足，心神失养，血虚阳亢，扰乱神明，遂有烦躁不安、夜寐不宁等血虚内热之征，当再合酸枣仁汤、甘麦大枣汤柔肝健脾，宁心安神。气郁化火，气盛亦能化火，火能耗气，热灼阴血，横克中土，上犯头目，内扰神明，遂成虚实错杂之证，常以滋水清肝饮加减。

（3）土虚木乘：脾胃虚弱，不耐肝（胆）气克伐，症见乏力纳呆、腹痛作泄，则当健脾疏肝（胆），方以柴芍六君子汤加减。

（4）土反侮木：膏粱厚味，损伤脾胃，水湿内停，郁而化热。湿热滞于中焦，纳呆脘胀，阻遏气机，泛恶便溏；胃气夹胆火上冲，因见口苦，夹肝火上炎，则有吞酸。治当清化湿热、和胃降逆，方以黄连温胆汤加减。

除肝胆之外，王师对于其他脏腑病证也每每从脾胃入手，如治疗肺脾气虚之慢性阻塞性肺疾病以参苓白术散加减健脾益肺、培土生金，治疗肺胃不和之胃食管反流病性咳嗽以温胆汤合旋覆代赭汤清热化痰、和胃降逆，治疗脾肾阳虚之肾性水肿以苓桂术甘汤合肾气丸温补脾肾、培土制水，治疗痰湿内盛之失眠以半夏泻心汤合半夏秫米汤和胃安神，治疗心脾气虚之心悸以归脾汤合甘麦大枣汤益气健脾、养心安神等。

4.治养结合，将息调治

"将"有"养"之意，"息"有"停止、休息"之意，"将息"乃"休息、调养、养息、休养"之意。"将息"一词源于张仲景的《伤寒论·辨太阳病脉证并治》"覆取微似汗，不须啜粥，余如桂枝法将息及禁忌"，此处将息法是指服药以后喝粥、盖被，药后禁忌等辅助方法。王师认为，凡是有助于患者尽快康复的非药物疗法均可纳入中医将息法范畴，将息法的主要目的之一是保胃气，胃气得以顾护，气血生化有继，则病易痊愈；医者在疗病的同时要积极向病人告知将息方法，能更好地促进疾病向愈。例如，在饮食方面，王师指出，脾胃病患者多有上腹部疼痛，或兼胀满、痞闷、灼热感、食欲不振、反酸、恶心、呕吐、口苦等症状，常与饮食相关，饮食调护对脾胃病患者尤为重要，但也易被忽视。他常嘱咐患者，饮食宜粗细粮搭配，以清淡为主，多吃五谷杂粮、蔬菜瓜果，少食过于油腻及辛辣之品；不可过饥、过饱，也不要进食过冷、过烫或不洁的食物；此外，当戒烟限酒等。不良的情绪往往是引起或加重脾胃病的重要因素，王师强调脾胃病患者尤宜保持平和的心态，勿过喜、过悲、过怒、过忧，对于不良情绪要懂得发泄与转移注意力，对于自身能力要有清楚的认识，不要过度追求完美，要培养豁达的心态等。

　　小结：王师在脾胃病诊疗时，重视胃气之存亡强弱，强调脾胃在调节一身气机中的重要作用；遣方用药时，注重升降并调、虚实兼顾，主张以脾胃为中心调和五脏；坚持治养结合，养在治先。对于脾胃本脏，王师指出脾胃气机升降失常为初始及基本病机，治以行气助运法，如藿香、苏梗、香附、陈皮等流通气机；进而发展为湿阻、食积、气虚，分别以除湿运脾法、消食导滞法以及补益中气法治之。少数病人以胃阴不足或胃火炽盛为表现，取法滋阴降火，方如玉女煎。久病多能化热、入络，故用清热化瘀法。清热有中下之分，化瘀有和血、活血、破血三品。另外，临证寒热虚实错综之证极为常见，疗疾当以祛邪为先。

（沈淑华整理）

润降法论治功能性消化不良胃阴不足证

　　功能性消化不良（functional dyspepsia，FD）是指存在一种或多种消化不良症状（餐后饱胀、早饱、上腹痛或上腹烧灼感），同时排除任何可解释症状的一种器质性病变。现代医学将其分为餐后不适综合征（PDS）和上腹痛综合征（EPS）。前者以餐后饱胀、早饱为主要症状，属中医"痞满"范畴；后者以上腹痛、上腹烧灼感为主要表现，属中医"胃脘痛"范畴。根据《功能性消化不良的中西医结合诊疗共识意见（2010）》（中国中西医结合学会消化系统疾病专业委员会），功能性消化不良（FD）分为肝气郁结证、肝气犯胃证、脾胃气虚证、湿热滞胃证、寒热错杂证 5 个证型。近年证候调查研究提示，FD 的中医证候分布与性别、年龄、地域、病程、合并 Hp 感染、焦虑抑郁具有相关性，并且脾虚气滞、肝胃不和证占多数，而胃阴不足证则不常见。如张声生等研究显示胃阴不足证占 1.1%；符小聪等研究显示胃阴不足证占 1.2%。

王师则认为，FD 胃阴不足证患者在临床上并不罕见。因现在生活富足，常过食辛辣、煎炸、炙烤食品，致热积中脘；或因社会发展，节奏加快，竞争压力大，遂致肝气郁结，郁而化火，或心肝火旺；又因脾胃病常易反复发作，病程较长，热邪日久伤阴；或失治误治，如过用辛燥行气之品等皆可致胃阴不足。

1. 胃阴学说源流

《内经》中没有明确的胃阴学说，但有相关描述。如《灵枢·营卫生会》中有"中焦如沤"，中焦是湿润之地，也是气血津液的生化之源，体现了对脾胃之阴的功能表述。《素问·至真要大论》中有"燥者濡之"，即可用濡润之品治疗津液匮乏证，虽然没有指出可以治疗胃阴不足，但是为我们提供了理论依据。

滋养胃阴法源于东汉张仲景。保胃气、存津液的指导思想贯穿于六经辨证的全过程，如承气汤急下存阴，攻下结热可使肠胃郁结开通、津液得行，从而发挥润泽功能。《伤寒杂病论》中的竹叶石膏汤、麦门冬汤、白虎加人参汤都是滋养胃阴之法，这些方证开创了辨治胃阴不足的先河，尤其是麦门冬汤，更被后世誉为养胃阴的方祖。

金元时期河间学派的创始人刘完素，提出六气皆从火化，五志过极皆为热病，治疗主用寒凉，故有寒凉派之称。他提出"胃中水谷润泽""不可水湿过与不及"，比如土地过干或过涝都不能滋生万物，可以说是胃阴学说的先驱。

但自李杲创脾胃论，提倡用温补法调治脾胃，后世医家推崇备至，以致胃阴学说鲜有发展。直至明清医家，渐识过用香燥之弊，胃阴学说才得以发展完善，治法得以丰富。

首先使用"胃阴"一词的应属明代周之干，《慎斋遗书·用药权衡》提出："胃有邪火，宜养不宜燥；胃无邪火，宜燥不宜养。养者，养胃阴也。"明末清初，高鼓峰认为"何谓阴虚，血虚也""肾旺，则胃阴充足"，主张滋肾阴补阴血以养胃阴，方用六味饮加归、芍养之。魏玉璜则发展高鼓峰治胃病的思想，重视肝阴不足，治疗胃阴不足采用滋肝、肾、肺三阴以养胃阴的方法，并创制了一贯煎。

清代叶天士使胃阴学说更加系统。他一是提出脾胃分治，"脾为太阴湿土，宜升则健；胃为阳明燥土，宜降则和""脾喜刚燥，胃喜柔润"；二是创立了胃阴学说，他认为胃宜降则和，胃阴不足者，宜用甘平，或甘凉濡润，以养胃阴，则津液来复，使之通降，喜用沙参、麦冬、石斛、扁豆、山药、粳米、甘草之类。"叶氏养胃汤"就是后人对他养胃阴具体方法的提炼和总结。

吴鞠通在继承叶天士胃阴学说的基础上，对胃阴学说有三大贡献：一是提出胃的生理特性，"胃体阳用阴"；二是提出"十二经皆禀气于胃，胃阴复而气降得食，则十二经之阴皆可复矣"；三是创立养胃阴的三法，并拟出了方剂，即甘凉的代表方益胃汤，甘寒的代表方沙参麦冬汤和酸甘化阴的代表方人参乌梅汤。

2. 首届国医大师从胃阴论治胃痛经验

首届国医大师的评选工作是在 2009 年，有 30 位德高望重、医术精湛的前辈获得了这一荣誉称号。胃脘痛是脾胃病最常见的症状之一，我们通过对国医大师诊治胃痛经验的文献学习，以期从中获得启迪。

（1）胃阴不足与胃痛的关系：关于胃阴不足和胃痛的关系，国医大师们对此做出了深入的阐述。浙江省首届国医大师何任老先生认为，胃有燥火，肺胃津伤，可以引起胃失和降而痛，主张用甘凉濡润的方法来治疗，使胃津得复，达到通而不痛的目的，避免刚躁、苦降、下夺等品。李振华老师则提出胃阴不足，失于荣养，不荣则痛，并自拟了沙参养胃汤治疗脾胃阴虚之胃痛。何老强调的是胃中燥火伤津，是因实致虚；李老强调的是素体禀赋不足，胃阴亏虚的虚证，病机不同。

周仲瑛老师对胃阴不足导致胃痛的病机分析得更为透彻，他认为肾亏肝旺，阴虚血燥，肝邪横逆，以及各种外因，耗伤胃液，产生阴虚胃痛证，这时就应该养胃阴以濡胃腑，并且提出了酸甘三法补养胃阴以解胃痛。

（2）阴虚型胃痛的治法：国医大师治疗阴虚胃痛的方法归纳起来主要有三种：甘凉养阴法、甘寒养阴法和酸甘化阴法。既是胃阴不足，就要养胃阴，大多数国医大师都认为对于胃阴不足的胃痛应该治以甘寒、甘凉或甘润，如徐景藩、何任、李振华、周仲瑛、张琪、颜德馨、任继学等都对甘凉、甘寒的重要性作了专门强调。除了直接用甘凉甘寒的方法来养胃阴之外，还有一个很重要的方法是酸甘化阴法。何任老师、张琪老师和周仲瑛老师对酸甘化阴治疗胃阴不足引起的胃痛尤为重视。

（3）阴虚型胃痛的治疗用方：在方剂的选择上，国医大师们主要采取两种方案，一是用前人的经典方剂，二是自拟经验方。经典名方主要包括酸甘化阴的芍药甘草汤和人参乌梅汤，滋阴疏肝的一贯煎，甘凉濡润的叶氏养胃汤和益胃汤，甘寒的沙参麦冬汤。此外，有8位国医大师采用自己的经验方来治疗阴虚型胃痛，这些自拟方大多以前述六张经典方为主体，另外配伍理气、醒胃、清热、止痛之品。

3. 润降法论治FD胃阴不足证

王师博采众长，指出胃阴不足证是功能性消化不良反复发作日久不愈的一个病机转归，是临床上病程长的病人不可忽略的一个证候类型，且胃阴不足常不离肝气与肝火，故自制柔肝和胃饮（枸杞子、生地黄、当归、炒白芍、麦冬、北沙参、百合、乌药、甘草）。本方由一贯煎去川楝子合百合乌药汤加白芍、甘草组成。一贯煎系清代名医魏之琇所制，百合汤则载于清代医家陈修园所著的《时方歌括》中。柔肝和胃饮用甘寒的生地黄，甘平的枸杞滋养肝肾之阴、滋水涵木为君药。当归、白芍养血柔肝，以补养肝体；麦冬、沙参、百合滋养肺胃，滋阴生津，旨在佐金平木，滋木扶土共为臣药。在大队滋阴药中以乌药为佐使，避免甘润之品的滋腻，又使乌药行气理气而不温燥。本方合甘润养阴，酸甘化阴为一体，稍佐顺气清热之品，达到滋阴柔肝，和胃润降之目的，所以称为润降法。FD胃阴不足证或肝胃阴虚证，症见胃脘隐痛或心下痞满，饥时明显，嘈杂，咽干口燥，舌红体小或薄，苔少或微黄，脉细或沉细，皆可用柔肝和胃饮。

若兼他症可随症加减。如见脘胁胀者加香橼、佛手，甚者柴胡、郁金疏肝行气；腹胀则加枳壳、厚朴、苏梗、阳春砂、豆蔻行气化湿消胀；胃痛者加香附、延胡索理气止痛；口苦、胃脘灼热属火盛伤津，胃热内炽者加左金丸（黄连、吴茱萸）、蒲公英清胃热；口苦甚者加龙胆草、牡蛎泄胆火；泛酸者加煅瓦楞子、海螵蛸；纳差者加乌梅、木瓜甘酸化阴醒胃，或加炒谷麦芽、鸡内金消食和胃；苔黄腻者可合用黄连温胆汤，兼见嗳气者重用竹茹、旋覆花等；若不寐，轻者加北秫米、酸枣仁，甘麦大枣汤；重者加酸枣仁汤、二仁二齿（酸枣仁、柏子仁、龙齿、紫贝齿）；若肝气郁结显著者合五花芍草汤（玫瑰花、厚朴花、代代花、绿梅花、佛手花、白芍、甘草）。

（林友宝、沈淑华、孙洁整理）

痞痛舒加减治疗功能性消化不良经验

王师指出，功能性消化不良（FD）的基本病机是肝郁气滞，病起于肝，病位在胃，与脾密切相关。根据症状缓急可分为发作期和缓解期，肝胃气滞证是发作期最常见也是最基本的病机和证型，此型可向两个方向转化，一则病程日久，气郁化火，可形成肝胃郁热之证；一则气机不利，水津不布，聚湿成痰，可形成痰湿阻滞证。痰湿阻滞还可由饮食不节、暴饮暴食，脾胃受损，运化失职而成；而痰湿内阻，久郁化热，又可形成肝胃郁热之证。若素体阳热，或病情反复者，则易损伤阴液，从而形成肝胃阴虚证。缓解期则以肝脾两虚为主要病机，其中又有肝血不足和脾气不足之分。

王师根据FD的基本病机和证型，自制"痞痛舒"，并依据不同证型加减用药，常取佳效。

1. 基本方药

痞痛舒由柴胡、白芍、苍术、厚朴、延胡索、甘草等组成。方中柴胡、白芍理气疏肝，苍术、厚朴行气燥湿，延胡索行气活血止痛，甘草调和诸药，合白芍又有酸甘化阴之意而顾护阴液，防止疏泄太过、柔肝缓急止痛。王师常用此方做基础方，依据不同证型加减用药，治疗本病。

2. 分型论治

（1）肝胃气滞：王师认为本病发病根本在肝，作用于胃，使胃失和降，气机阻滞贯穿始终。《景岳全书·痞满》曰："怒气暴伤，肝气未平而痞。"产生气滞的原因有情志不遂、饮食不节、素体痰湿阻滞。此证常见食后胃脘胀痛，连及两胁，且常和情绪烦恼有关，或胃脘胀满，嗳气矢气则舒。治当理气和胃为先。方药：痞痛舒合香苏饮加减。若胃痛甚可加大延胡索量而增活血行气止痛之功；若嗳气较频者，可加代赭石、旋覆花以顺气降逆；若大便不畅，应理气通腑，宜加枳壳、槟榔；对于泛酸重者，则加乌贼骨、浙贝母、煅瓦楞子；胸闷喜太息者，重用柴胡、白芍。

（2）痰湿阻滞：脾胃同居中焦，一升一降，二者共同完成受纳腐熟、运化水谷的功能。气机阻滞可使水道不通，聚湿生痰，常饮食不节、暴饮暴食，又易导致脾胃受损，运化失职，从而形成痰湿阻滞之证。此证可见脘腹胀满，呕恶、纳呆，体倦身重，常素体丰腴，嗜食肥甘。治当运脾理气。方药：痞痛舒合温胆汤、平胃散加减。若四肢不温、喜温喜按者，可加党参温补脾胃，高良姜、香附散寒止痛；纳谷不香，当醒胃运脾而非一味健脾。王师认为醒胃之法有三：加炒麦芽、炒谷芽、炒山楂、鸡内金消食醒胃；加炒黄连以苦味燥湿运脾醒胃；加乌梅、木瓜、甘草酸甘化阴以醒胃。若胃脘疼痛，状如针刺，痛有定处，舌暗紫或有瘀斑者，为痰湿、气滞阻滞血行，瘀血停滞之象，加砂仁、降香、丹参以和血止痛，取丹参饮意。王师认为降香不但理气止痛，还入血分活血，故对原方稍作修改。若有化热倾向，则取黄连温胆汤意加黄连、竹茹以清热降逆和胃。

（3）肝胃郁热：气滞、痰湿，久郁可化热；饮食无节，食滞久停，亦郁而化热；患者体质偏于阳热，感受邪气则易于化热；且理气之品，性味香燥，过用则可伤津化热。此证可见胃脘灼热感，心烦易怒，口干口苦，大便不畅。治当疏肝清热理气。方药：痞痛舒合柴郁温胆汤加减。若反酸、嘈杂取左金丸意加炒黄连、吴茱萸清肝降逆；热偏重者，加蒲公英、黄芩、芙蓉叶清泻肝胃郁热；若心泛呕吐者加竹茹，并重用陈皮以和胃降逆；大便秘结者可加冬瓜子、莱菔子加强理气通腑导滞之功。

（4）肝胃阴虚：病情反复者，常在之前治疗中使用过理气、补益之品，其香燥之性可损伤阴液；若素体阳热，郁热壅盛，又进一步损伤阴液。肝体阴而用阳、胃喜润而恶燥，二者生理特点有相同之性，故王师十分强调 FD 的治疗中应顾护二者阴液，并认为肝胃阴虚证并不少见。此证可见胃脘隐痛或心下痞满，饥时明显，咽干口燥，思饮，大便干结。方药：痞痛舒合一贯煎、百合乌药汤加减。王师常将一贯煎原方中疏利肝气的川楝子换为乌药，盖川楝子苦寒，有小毒，不宜长服。而乌药辛温，配伍于大队甘寒之品中可"去性取用"，留其辛散之能以理气通腑，去其温热之性以防伤阴，又可反制诸药，避免过寒伤正之弊。若胀满甚，则当稍佐香橼、佛手等平和之品；若此时疼痛明显则宜重用白芍、甘草柔肝缓急止痛，而非延胡索、香附等理气活血止痛之品，以防香燥伤阴；若痰热之邪未净，可合黄连温胆汤。

（5）肝脾两虚：王师认为肝脾两虚可有偏肝血不足，亦有偏脾气亏虚者。脾主运化，为后天之本，可运化水谷精微，为气血生化之源。肝为刚脏，主藏血，主疏泄，其性体阴而用阳。肝疏泄之功全赖肝血充沛。若素体血虚不足，则肝失濡养，犯脾克胃，必致脾胃失降失司，精微不布，使得肝疏泄之能亦无从"推动"，此即"土不荣木"。症见胃脘隐痛不剧，面色不华，唇淡，头晕目眩；或脘痞胀满，揉按则舒，面色淡白，神疲乏力，少气懒言，情绪低落。当健脾疏肝理气。方药：痞痛舒合逍遥散加减。若胀闷较重者，可加枳壳、木香以理气降逆，运脾和胃；若妇女经前乳胀，加橘核、橘络理气散结；若夜间寐劣，合用酸枣仁汤养血安神；若胸闷乳胀等气郁之象较为明显，则加玫瑰花、代代花、绿梅花、合欢花、佛手花清灵之品疏肝解郁；若阴血虚少，虚热内生，加牡丹皮、焦山栀；偏于脾气不足者，以柴芍六君子汤加减；便溏则用炒白术，另可取桃花汤之意加炮姜、赤石脂运脾止泻；若气虚之象甚则加薏苡仁、山药加强益气健脾；若寐劣加远志、石菖蒲养心安神兼能化痰祛湿；若此时大便秘结，是气虚推动无力之故，应取枳术汤意加生白术、枳壳。

（王雨墨、沈淑华、张弘、智屹惠整理）

从肺论治便秘

侍诊王师，所见便秘者颇多，尤女性及高龄者甚，问及便秘病机及治法，无外气血阴阳失调，虽虚实有别，皆可从肺论治，因肺与大肠相表里，肺肠同治，升降条达，糟粕出焉。吾思索再三，感触颇深。

肺与大肠互为表里。《灵枢·经脉》中记载："肺手太阴之脉，起于中焦，下络大肠……上膈属肺""大肠手阳明之脉，起于大指次指之端，……下入缺盆，络肺"，明确指出肺与大肠通过经脉互为络属，位置关联。肺为"华盖"，主气司呼吸，肺气宣降协调，则气机畅通，水精四布，五经并行；大肠为阳明燥金之腑，传导之官，变化出焉，其生理功能为主津及传化糟粕。二者在生理功能上相互依赖、相辅相成，主要体现在气机升降与津液代谢方面。肺位居上焦，其气清肃，与大肠"以通为用""以降为顺"的特性相协调，可促进大肠的传导，有助于糟粕下行。上窍得通，下窍自开；大肠居下焦，若腑气调顺，传导有力，将精微上输于肺，亦有助于肺的宣肃协调。同时，肺主行水，为水之上源，转输津液，向下滋灌大肠，可使其润而不燥；而大肠主津，亦参与体内水液代谢之调节，若大肠濡润得当，传导有常，燥化有度，则大便成形而畅。

肺失宣降、肺水不济皆可致便秘。正如《症因脉治·大便秘结论》所云："若元气不足，肺气不能下达，则大肠不得传导之令，而大便亦结矣。"《妇人大全良方》记载"肺主气，肺气不降，则大肠不能传送。"均揭示肺失宣降，大便不出之意，若肺金不足，肺气虚损，肃降不及，则大肠运化无力，传导失健，以致糟粕停留肠道过久而成便秘；若肺气闭塞不通，气机郁滞，升降失调，腑气不通，大肠传导失常，糟粕难下则大便排出困难。陈士铎《石室秘录·卷三》有言："大便秘结者，人以为大肠燥甚，谁知是肺气燥乎？肺燥则清肃之气不能下行于大肠。"肺失清肃，通调水道功能失常，津液无法下达，大肠失润，水津不足，可见大便干结难下。此外，若肺热壅盛，燥热下移于大肠，易致胃肠积热，津液耗伤，肠道干涩失润，粪质干燥坚硬，便下困难而成便秘。《血证论·便闭》亦云："肺与大肠相表里，肺遗热于大肠则便结，肺津不润则便结，肺气不降则便结。"可见糟粕之传送责之于肺金，大便秘结与肺脏关系之密切。

早在《灵枢·本输》即有"肺合大肠"一说，知者甚众，但现今临证从肺论治便秘，遣方用药者寡。细读历代辨治便秘之法，诸家皆注重条达抑或滋养肺气。在宣发肺气方面，如大黄附子汤主治寒积里实之便秘，方中以细辛为佐使，细辛归肺、心、肾经，辛温行散，有温肺化饮、宣泄郁滞之功，可助攻下寒积之效。六磨饮子主治气秘，有行气导滞之功，方中乌药归肺、脾、肾、膀胱经，辛散温通，可行肺脾之气，从而使气郁得解，气滞得消，则大便通畅。而济川煎主治肾虚便秘，方中升麻归肺、脾、胃、大肠经，具升举阳气，以升助降之功，可轻宣肺气、升举清阳，使清升浊降以助通便，寓"欲降先升""相反相成"之妙。而着眼于肃降肺气的方剂中，大承气汤出自《伤寒论》，为治疗阳明腑实便秘之方，起利肺通腑之效，方中君药厚朴归肺、脾、胃、大肠经，可降肺气，消胀以除痞满，使大肠腑气得顺，大便顺利导下。而轻下热结之小承气汤中亦用厚朴以降肺气，皆有"下病治上"之妙。脾约丸是治疗热秘的经典用方，行润肠泄热、行气导滞之法，其中杏仁归肺、大肠经，有肃降肺气之功，以降为主，降中兼宣，与厚朴同用，共奏疏通肺气、润肠导滞之效，故大便得通。温脾汤出自《千金备急方》，治阴寒内盛之冷积便秘，内蕴滋肺补肺之法，方中干姜、人参、甘草三药皆归于肺经，干姜入肺以散寒助阳，人参既补肺脾之气又能生津润燥，而甘草亦可补脾益肺；三药合用，达到脾肺同调之目的，使气复其常度，则冷积下而正气不伤。黄芪汤主治阴阳气血俱虚之便秘，方中黄芪归肺、脾经，入肺脾而补气，兼能养阴生津润肺燥；陈皮亦归肺、脾经，具有温通脾肺，行气除胀的作用，二药相合可使脾肺之气充盛，气机条达，而闭结自通。增液汤出自《温病条辨》卷二，主治津亏肠燥之阴虚便秘，具有增水行舟之功效，玄参为君，归肺、胃、肾经，清热养阴生津，以启肾水而滋肠燥；麦冬为佐，归肺、心、胃经，滋肺增液，生津以润肠燥，正如吴鞠通所注"妙在寓泻于补，以补药之体，作泻药之用，既可攻实，又可防虚"，旨在滋养肺阴，清热增液，故而肠燥得润，大便自下。由此可见，大黄附子汤、六磨饮子、济川煎可宣肺，大承气汤、小承气汤、脾约丸可降肺，而温脾汤、黄芪汤、增液汤可养肺，故而以上诸方皆蕴含"从肺论治"之法。

王师深谙便秘治法，诸秘多从肺而治，蕴"提壶揭盖"之意，多用轻盈之品，通过条达肺气，滋阴生津，以达气血阴阳平和，大肠传导得健，排便顺畅之效。

（蔡利军、张弘整理）

溃疡性结肠炎诊治经验

溃疡性结肠炎（ulcerative colitis，UC）是一种主要累及直肠、结肠黏膜和黏膜下层的慢性非特异性炎症，属于炎症性肠病（IBD）范畴，临床主要表现为腹痛、腹泻、黏液脓血便等。该病易反复发作，有一定的癌变率，被世界卫生组织列为现代难治病之一。

王师指出，UC 病位在肠，同时与脾、肝、肾密切相关。脾虚肝郁、肾阳不足为其本，湿热、食积、瘀血为其标。王师诊治本病既综合考虑宏观与微观的辩证关系，又充分发挥全身口服给药与局部灌肠给药的优势，常取佳效。

1. 健脾疏肝、温肾消导法内治

由于素体虚弱、饮食不节、喜怒忧愁、形体劳役等致脾气受损，脾虚失于健运，则水反为湿，谷反为滞，水湿积聚、饮食内停，流注肠间故致泄泻；脾虚升降失司，加之湿阻气机，不通则为腹痛；"物积欲出，气滞不欲其出，故下坠里急"。故王师治疗 UC 首重健脾，健脾则用甘温，常取仲景健中法，用东垣补中意，药如黄芪、党参、炒白术、山药、仙鹤草等。且黄芪排脓托毒，为疮痈圣药；山药尚有收敛固涩之功。脾虚生湿，次用淡渗之品给邪以出路，方如五苓散，药如猪苓、茯苓、薏苡仁等。脾主升清，下者举之，予柴胡、葛根、桔梗等鼓舞清气上升，则浊阴自降。

肝主疏泄，肝郁气滞，横犯脾土，则更致久泻不愈，如《临证指南医案·泄泻》所言："阳明胃土已虚，厥阴肝风振动内起，久病而为飧泄。"疏肝理脾取法四逆，药如柴胡、枳壳、赤白芍、郁金等。土虚木乘，而见肠鸣腹痛，腹痛欲泻，泻后痛减，每因情志影响而发作或加重者，则合痛泻要方，药用炒防风、炒陈皮、炒白术、赤白芍等。

气虚为阳虚之渐，阳虚为气虚之极，久泻脾阳受累，渐及于肾，阳气不升，脏气不固而致久泻不止，腹痛肢冷，神疲乏力者，亟用四神丸温肾暖脾、辛热回阳，药用补骨脂、巴戟天、肉豆蔻、吴茱萸之属。

王师指出，溃结为本虚标实之病，祛邪不可过度，以免损伤正气，故于行气导滞，多用保和丸法，药用炒山楂、焦神曲、炒谷麦芽、炙鸡内金、莪术、大腹皮、连翘等平和之物，而少取大黄、槟榔等破气之品。湿热壅盛，常合葛根芩连汤清热燥湿、厚肠止泻，药如葛根、黄芩、黄连等。瘀血阻滞，多合血府逐瘀汤行气活血、化瘀止痛，药如柴胡、赤芍、当归、鸡血藤、丹参、桔梗、枳壳等。

2. 清热燥湿、化瘀敛疮法外治

水湿、食积、瘀血搏结于肠，阻塞经脉，郁久化热，热胜肉腐，故为内痛。如《诸病源候论》所云："邪气与营气相干，在于肠内，遇热加之，血气蕴积，结聚成痈，热积不散，血肉腐坏，化而为脓。"针对内镜下糜烂、溃疡、肉芽组织增生乃至息肉等"内痈"表现，王师主张通过灌肠法清热解毒消肿、化瘀敛疮生肌。常取白头翁汤合五味消毒饮清热解毒、消痈散结，药如白头翁、黄柏、黄连、金银花、蒲公英、苦参等；另伍五倍子、白及、云南白药、锡类散等活血化瘀、敛疮生肌。

3. 舒畅情志、合理饮食法将息

"气血冲和，万病不生，一有怫郁，诸病生焉"，UC患者都有不同程度的精神症状，情绪因素往往会加重病情的发展，王师指出"治病以治心为先"，每次处方后，王师总会向患者强调保持积极、乐观心态的重要意义，鼓励患者家属为患者提供亲情支持。此外，"饮食自倍，肠胃乃伤"，为避免"食复"，王师又常会叮嘱病人细嚼慢咽、少量多餐，饮食清淡，忌食生冷、油腻、辛辣食物，多食山药、黄豆、燕麦、益生菌制品等食物，适量控制乳制品摄入量。

（沈淑华整理）

胃肠功能障碍／衰竭诊治经验

胃肠功能障碍为多种病因所致胃肠道的功能性和器质性病变，分为胃肠动力障碍、吸收不良和屏障功能障碍三种类型。常见症状为腹胀、烧心、呃逆、泛酸、恶心、食欲不振、便秘等，为临床常见病、多发病。由于感染、休克、肠外营养、广谱抗生素应用等原因，胃肠功能障碍也是ICU中常见并发症，有报道显示，综合性重症监护病房内患者胃肠功能障碍的发病率为60.3%，且表现更为严重，往往有严重腹胀、大便秘结或腹泻，甚至表现为中毒性肠麻痹、腹腔高压综合征、消化道出血等胃肠功能衰竭表现。

中医文献中没有"胃肠功能障碍／衰竭"的病名，根据其临床症状，今人将其分属"痞满""反酸""腹痛""便秘""泄泻"等范畴，但其实至今尚未有合适的中医病名。王师结合ICU患者胃肠功能衰竭多表现为严重腹胀这一特点，考虑可借鉴"痞满"作为病名。但应注意，痞满的部位及症状表现与胃肠功能障碍／衰竭有所不同，当赋予古病名以新的涵义。

胃肠功能障碍／衰竭之病位在脾胃、大小肠，涉及肝肾，病理性质一般多为本虚标实、寒热错杂，初起多实，久则由气及血，由实转虚。王师结合胃肠功能障碍／衰竭病人的致病原因、临床表现及近年来在 ICU 中诊治胃肠功能障碍／衰竭病人的经验，考虑可将其分为气机阻滞证、湿浊内阻证、瘀血内停证及脾胃虚弱证四型论治。四型易重叠出现，气机阻滞证常为基础证型，早期多兼夹湿浊内阻证，脾胃虚弱证多见于恢复期，亦常在疾病晚期与其他证型并见。具体治法如下：

1. 理气导滞法

本法用于气机阻滞证，症见腹胀腹痛，呃逆泛酸，甚则腹胀如鼓，腹皮绷急，呕吐臭秽，便结不通，舌红苔黄。气滞轻证治当通降胃气，方用枳实导滞丸、四磨饮子等加减。方中常用枳实、厚朴、木香、乌药、大腹皮、槟榔、佛手等。重证痞满殊甚，甚至出现阳明腑实，则当急下存阴，方用承气汤加减，需注意中病即止，顾护胃气。

2. 燥湿导滞法

本法用于湿浊内阻证，ICU 临床多以湿热内阻证为多，症见脘腹痞满，呕恶厌食，嗳气呃逆，舌苔黄腻等，若湿邪留滞于大小肠，可致泄泻不爽，腹中满痛，舌苔黄腻。方用平胃散、左金丸、加味香连丸等加减治之。方中常用厚朴、苍术、制半夏、陈皮、黄连、吴茱萸、木香、砂仁、豆蔻等。

3. 理气活血法

本法用于瘀血内停证，胃肠功能衰竭一般多见气滞血瘀，单纯瘀血证较少。临床可见腹胀纳呆，腹痛如刺，嗳气泛酸，舌淡紫暗，舌底脉络迂曲。方以桃红四物汤、桃核承气汤等加减。方中常用桃仁、红花、三棱、莪术、延胡索、郁金、川芎、丹参、赤芍等。

4. 健脾和胃法

本法用于脾胃虚弱证，症见面色㿠白，神疲乏力，不欲饮食，腹胀食则益甚，或便溏失禁，舌淡苔白，脉象沉弱。方用香砂六君子汤、参苓白术散加减。在健脾益气的同时，注意配伍理气活血之药，如陈皮、枳壳、半夏、丹参、桃仁等。

（智屹惠整理）

"肝脾不和证"发微

肝脾二脏在生理上息息相关，一方面，脾胃升降和谐，有助于肝胆疏泄条达；另一方面，脾胃纳运水谷亦有赖肝胆升发之气。病理上，两者亦常相互影响，即产生肝脾不和证。本证是最常见的脏腑兼证之一，但其具体内涵与治则却并不明晰，大多数学者认为，其主要指肝郁脾虚证，以疏肝健脾法治疗，但尚有木郁土壅证、土壅侮木证、木旺乘脾证等。王师指出，肝脾不和证是由于肝气、肝血、脾气失调或不足，并相互影响所致。由于肝气、肝血病变有肝气旺、肝气郁、肝血虚等之分，脾气病变有脾气滞、脾气虚等之别，临证需详审细辨，并采取相应的治则，方能收拔刺雪污之效。

1.肝旺脾滞证

（1）辨证要点：兼有肝气旺与脾气滞两种证候表现。症见急躁易怒，面红目赤，头晕胀痛，胸胁灼痛，失眠多梦，口苦口干，脘腹胀满，纳呆食少，舌红苔黄，脉弦滑数。

（2）治法方药：治以抑肝运脾为法，方以丹栀逍遥散与平胃散加减。常用药物为柴胡、郁金、黄芩、牡丹皮、焦山栀、半夏、陈皮、苍术、厚朴等。

2.肝旺脾虚证

（1）辨证要点：兼有肝气旺与脾气虚两种证候表现。症见急躁易怒，倦怠乏力，头晕胀痛，胸胁灼痛，失眠多梦，脘腹胀满，纳呆食少，大便稀溏或先干后溏，舌淡红胖嫩，苔黄腻，脉弦滑细。

（2）治法方药：治以抑肝健脾为法。方以丹栀逍遥散与四君子汤加减。常用药物为柴胡、郁金、黄芩、牡丹皮、焦山栀、党参、茯苓、白术、山药、薏苡仁等。

3. 肝郁脾滞证

（1）辨证要点：兼有肝气郁与脾气滞两种证候表现。症见情志抑郁，善太息，胸胁或少腹胀痛、窜痛，脘腹胀满，纳呆食少，妇女可见乳房胀痛，痛经，月经不调，舌红苔黄，脉沉弦滑。

（2）治法方药：治以疏肝运脾为法。方以四逆散与平胃散加减。常用药物为柴胡、郁金、白芍、枳壳、半夏、陈皮、苍术、厚朴等。

4. 肝郁脾虚证

（1）辨证要点：兼有肝气郁与脾气虚两种证候表现。症见情志抑郁，面色萎黄，善太息，倦怠乏力，胸胁或少腹胀痛、窜痛，脘腹胀满，纳呆食少，妇女可见乳房胀痛、痛经、月经不调，大便稀溏或先干后溏，舌淡红胖嫩，苔黄腻，脉沉弦滑。

（2）治法方药：治以疏肝健脾为法。方以四逆散与四君子汤加减。常用药物为柴胡、郁金、白芍、党参、白术、茯苓、山药、薏苡仁等。

5. 肝虚脾滞证

（1）辨证要点：兼有肝血虚与脾气滞两种证候表现。症见面唇淡白无华，头晕眼花，肢体麻木，关节不利，脘腹胀满，纳呆食少，妇女可见月经量少色淡，甚至闭经，舌淡红苔薄白，脉缓滑。

（2）治法方药：治以养肝运脾为法。方以四物汤与平胃散加减。常用药物为当归、白芍、半夏、陈皮、苍术、厚朴等。

6. 肝脾两虚证

（1）辨证要点：兼有肝血虚与脾气虚两种证候表现。症见面唇淡白无华，头晕眼花，肢体麻木，关节不利，脘腹胀满，纳呆食少，大便稀溏或先干后溏，妇女可见月经量少色淡，甚至闭经，舌淡红胖嫩苔薄白，脉沉缓。

（2）治法方药：治以养肝健脾为法。方以四物汤与四君子汤加减。常用药物为黄芪、肉桂、白芍、党参、茯苓、白术、山药、薏苡仁等。

王师指出，临床实践中，病证常呈寒热错杂、虚实夹杂之象，从脏腑辨证角度即为脏腑兼证，其本质乃朱文峰教授提出的"证候要素"（"证素"）的排列组合，根据每一个证素制定相应的治疗原则，选用相应的"方剂要素"（"方素"），如此"方－证要素对应"才是中医辨证论治的真正核心与内涵，也唯有如此丝丝入扣，方可显现中医三因制宜的疗效与优势。肝脾不和证是临床上最常见的脏腑兼证之一，可细分成肝气旺、肝气郁、肝血虚、脾气滞、脾气虚五大证素，两两组合主要形成肝旺脾滞证、肝旺脾虚证、肝郁脾滞证、肝郁脾虚证、肝虚脾滞证、肝脾两虚证六种证型，根据"方－证要素对应"原则，"调和肝脾法"有抑肝运脾法、抑肝健脾法、疏肝运脾法、疏肝健脾法、养肝运脾法、养肝健脾法六大细则。此外，由三种证素组合而成的肝旺肝虚脾滞证、肝旺血虚脾弱证、肝郁血虚脾滞证、肝郁血虚脾虚证在临床上亦不少见，治疗上只需采取相应的"方素"组合亦可得到满意的疗效。

（沈淑华整理）

论胁痛

胁痛是指两胁作痛。两胁为足厥阴、足少阳经循行所过，故胁肋疼痛多与肝胆疾病有关。《灵枢·五邪》曰："邪在肝，则两胁中痛。"《素问·缪刺论》曰："邪客于足少阳之络，令人胁痛不得息。"

胁痛还称为"胁下痛""季肋痛""胠胁肋痛"，名同而实异。五版《中医内科学》教材分为肝气郁结、瘀血停着、肝胆湿热、肝阴不足四证，而《中医症状鉴别诊断学》中则分为邪入少阳、痰饮内阻、肝郁气滞、瘀血阻络、肝胆湿热、肝阴虚六型，其实只多了邪入少阳的小柴胡证和痰饮内阻的支饮证，其核心是相同的，也是以肝胆二经，尤其是肝经为主要病位。肝主疏泄，喜条达，恶抑郁，故而肝病多郁；肝木不舒，则横克脾土，脾土不运，则生湿、停痰、化饮，百病丛生，症非一端。临证必须看到肝病为其根本，养肝疏肝，则病方可去。

王师辨胁痛，认为以肝气郁结、肝胆湿热、肝阴不足、肝血瘀阻四证最多，肝气郁结喜用四逆散或柴胡疏肝散治之。柴胡疏肝散即以四逆散加陈皮、川芎、香附而成。若同见血虚者，可用逍遥散，或酌加归、芍；若肝气横逆犯胃者，加痛泻要方，或香砂六君以助脾土。

肝胆湿热常用温胆汤或黄连温胆汤合左金丸。湿重者还可用藿朴夏苓汤。热重者用黄连温胆汤合左金丸。左金丸乃泻肝热之本药也。肝胆湿热不去者，必须先去其湿，湿去则热无所附，邪易去矣。王师常用薏苡仁、茯苓、车前子等利湿之品。热象不著者，也可酌加藿香、蔻仁、砂仁、苍术等药。

肝阴不足较少单独出现，常以归、芍、地等诸药和之，若邪去无实，则转而用六味地黄丸滋水涵木治之，亦可以枸杞子、菟丝子、女贞子、五味子等补之。须知肝阴不足有由病而致者，比如肝热伤阴、脾虚不能化生气血等。但亦多由医而致者，肝病多郁，医者习以柴胡、香附、木香，甚至枳、朴之品疏肝行气。这些理气药多香燥而易耗气伤血，久则肝血必伤。故而王师对久病之人、积弱之人、阴血虚之人而欲理气者，多用玫瑰花、绿萼梅、合欢花、厚朴花、佛手片等药以免伤正。

肝血瘀阻以柴胡疏肝散等气药加香附、郁金、赤芍等血分药和之。其中柴胡、香附、郁金是王师常用对药，柴胡疏肝，香附、郁金二味皆为血中气药，活血之外，尚能行气，且均有开郁之用。三味同用，既能疏肝理气活血，还可以开散肝经郁结，对肝气郁结不散之痛证，无论痛在何处，皆可用之。在其治肝气犯胃之经验方柴郁二陈汤中就有这组对药。

若痛甚或痛久不去者，王师亦用止痛之药，其中尤重延胡索一味，认为"量小无效"，起手即是 15g，可渐次加量至 30g。

（孙洁整理）

【王师评语】

延胡索味辛苦温，其性辛散苦泄温通，既能入肝、心包经，走血分，又能入脾肺经，走气分，功能活血行气，故为止痛之佳品。凡一身上下诸痛，属于气滞血瘀者皆可用之。其常用剂量，内服 3～10g，研末吞服每次 1.5～3g。

吾曾见报道，一患者为求速效，加倍吞服延胡索粉12g，多年疼痛迅速缓解，且无不良反应，尚能使病人昏昏入睡，该剂量超过《药典》剂量4倍。故在汤剂应用时我倍用延胡索20g，少数病人曾用至30g，亦无不良反应，这是我个人体会，供同道切磋。

应用祛风法治疗咳嗽变异性哮喘

咳嗽变异性哮喘（cough variant asthma，CVA）是一种特殊类型的哮喘，咳嗽是其唯一或主要的临床表现，无明显喘息、气促等症状或体征。其临床表现主要为阵发性干咳、无痰或少量黏痰，咳吐不利，早、晚症状加重，且常伴咽痒等症状，可因异味、受凉、冷空气、运动等诱发。

王师认为因CVA发病突然，作止无常，喉间瘙痒并伴有胸闷气急等特点，符合中医风邪致病"善行数变""风盛则痒""风盛则挛急"的特点。古代医家对其亦有一定认识。《素问·风论》："肺风之状，多汗恶风、色胼然白，时咳气短，昼日则瘥，暮则甚。"指出本病昼轻夜重的特点；《诸病源候论》中论述了10种咳嗽，其中有"一曰风咳，欲语因咳，言不得竟是也"的论述可对本病有重要参考价值。故王师将其归为"风咳"范畴。

1. 风邪特点

风性主动，善行而数变，故其致病有症状多变、发生迅速的特性；风能胜湿，若风气偏盛，则可伤及人体津液，产生津亏血少之过；风为百病之长，易合他邪，共同侵犯人体，形成风寒、风热、风湿等证。

2. 风邪犯肺、宣降失常为主因

肺为华盖，位居上焦，主气司呼吸，外合皮毛，风邪外感，肺脏首当其冲。若风邪侵袭，肺失宣肃，则发为咳嗽。

症见：咳嗽咽痒，干咳少痰，咯吐不利，夜间为甚，或有遇异味而发，阵发而作。既往可有鼻衄、痒疹病史。苔薄白舌淡红，脉浮。

治则：祛风止咳。

方药：三拗汤加减。

三拗汤由麻黄、杏仁、甘草组成。方中用麻黄而不去根节，使其虽发汗散寒，宣肺平喘，但发中有收，使不过于汗；用杏仁而不去皮尖，使其虽肃降肺气，止咳化痰，但降中有涩，使其不过；用甘草而不炙，使其清热解毒，协麻杏以利气祛痰，和缓二者药性，防其伤正。三药相配，共奏疏风宣肺、止咳平喘之功。王师常以此方为基础，配伍变化，无论虚实寒热，均可辨证运用。夹风寒者，常合加减六和汤（荆芥、防风、桔梗、甘草、薄荷、僵蚕）宣肺散寒、祛风止咳；风热者则合用桑菊饮加炙枇杷叶，以辛凉宣透，祛风止咳；夹风燥伤津者，可取桑杏汤意，加沙参、梨皮（自备）；久咳耗伤肺脾之气者，合用玉屏风散培土生金；对于病程反复迁延者，可参考叶天士络病理论，可加虫类药、活血药以辛润通络，如蜈蚣、全蝎、当归等；对于咽痒甚者，王师匠心独运地认为现代医学认识的黏膜亦为皮毛范畴，故可入中医皮肤科常用止痒药，如地肤子、蛇床子、徐长卿等，每获良效。

3. 肺失宣肃，兼证百出

（1）痰阻：因肺为水之上源，通调水道，全赖一宣一降，如宣降失司，则水道失调，津液不布，痰浊内生，病久则子病及母，伤及脾胃，脾虚不运，水精不散，聚而痰生，痰浊内阻，阻滞气机，又致宣降无常，周而复始，恶性循环。痰浊久郁可以化热，若为阳热之躯，更易郁而化火，形成痰热壅肺之势。

症见：咳嗽阵发，咳声重浊，痰白，夜间为甚，口淡不渴，或为形体丰腴者，大腹便便，大便略溏，舌淡红，苔白腻，脉滑或弦滑。

治则：化痰祛风止咳。

方药：三拗汤合二陈汤加减。

夹痰湿者可加大二陈汤之量并合用三子养亲汤、平胃散；若咳痰稀薄，属痰饮范畴者，当宗仲景之法，和以温药，如桂枝加厚朴杏子汤、苓桂术甘汤等；痰热者，可见咯痰色黄或白稠，苔黄腻舌红，脉滑数，宜加野荞麦根、鱼腥草、黄芩等清肺化痰或地龙、地肤子、车前子清肺止咳；痰少色白，涩而难出者，当属燥痰，宜取贝母瓜蒌散意，加天花粉、浙贝；坚结胶固者伍皂角刺、浮海石以祛顽痰；若伤及肺脾之气，亦可合用玉屏风散益气祛风。

（2）瘀血：肺主治节，助心行血，若肺失宣肃，则血行受阻，凝滞而为瘀血；或病久体弱，脾气虚损，推动无力，同样会使血行不畅，瘀血内停。

症见：咳嗽咽痒，病情日久，痰少不利，面色、口唇紫暗，口干或干不欲饮，舌暗红，苔薄白，脉弦涩。

治则：活血祛风止咳。

方药：三拗汤合血府逐瘀汤。

夹寒者当少佐桂枝以温经活血；夹气虚者合用补阳还五汤；气滞重者，重用血府逐瘀汤中柴胡、枳壳等。同时王师强调不可见血瘀兼风则一味"通络、活血、散风"，以防此类药过辛燥伤阴，且肺有喜润恶燥之性，所以本型当不忘润燥生津之品，如生地黄、沙参、麦冬等。

（3）气滞：肺之宣降无力，气机失调，发为气滞之证；或因痰为肺失宣降产物，又为致病因素，阻滞肺系，气机不行，加重气滞；气血壅滞，血行不畅，瘀血阻于肺系，血停气阻，亦发为气滞。此外，情怀不舒，肝失疏泄，阻滞胸膺，木叩则金鸣。

症见：咳嗽阵发，痰少色白，夜间为甚，寐劣，胸闷，或喜太息，因恼怒诱发，舌淡红，苔薄白，脉弦。

治则：理气祛风止咳。

方药：三拗汤合柴胡疏肝散加减。

若兼见痰湿重者，合用二陈汤，瘀血重者，合用血府逐瘀汤；若夜间咳嗽，影响睡眠者，可加远志、石菖蒲，二者虽为安神之品，更有祛痰之功，针对病机，一箭双雕；病久耗伤脾胃者，可合小柴胡汤。

（4）气虚：久病或素体体弱，必然正气不足，以肺脾之气为先。气虚则津液水谷不得运化而生痰湿，行血无力而为瘀血，鼓邪外出无力而致邪恋不解，治疗当重视扶正祛邪。

症见：咳嗽声低，痰多清稀，少气懒言，神疲乏力，畏风自汗，大便溏薄，舌淡红，苔薄白，脉细弱。

治则：益气祛风止咳。

方药：三拗汤合玉屏风散加减。

王师认为玉屏风散的剂量比例当防风小于芪、术之量，否则不能发挥益气祛风之能；可合用桂枝汤调和营卫，祛邪扶正；因气虚不运水湿而痰多者，应配六君子汤；大便溏薄者，改防风为炒防风，兼有收涩止泻之功；兼有瘀血者，可取补阳还五汤意，加桃仁、当归；对于气虚作咳者，王师常配以收敛药，以敛肺止咳，如五味子、乌梅等。

（5）阴虚：风为阳邪，若邪气偏盛，或素体阴亏血少，或痰热伤阴，或初期过用辛温透邪之品，最终又可伤及阴液，形成兼夹阴虚之证。

症见：干咳无痰，或痰少而黏，咽干咽痒，或五心烦热，午后为甚，夜间盗汗，舌红少苔，脉细。

治则：养阴祛风止咳。

方药：三拗汤合百合固金汤加减。

三拗汤宣肺祛风为主药，麻黄在大队养阴生津之品中"去性取用"，故无劫阴之弊；对此证型亦可加入酸敛收涩之品，兼可酸甘化阴、生津润燥，如乌梅等；兼气虚者可加制黄精、沙参等益气养阴；本型津液不足可血液凝滞而产生瘀血，可加赤芍、牡丹皮、丹参；阴虚则阳盛，兼有身热盗汗者，亦可加赤芍、牡丹皮并配地骨皮、白薇、桑叶等。

（王雨墨、张弘整理）

应用消法治疗慢性疲劳综合征

慢性疲劳综合征（chronic fatigue syndrome，CFS）是一种原因不明的精神及躯体的虚弱状态，持续时间 ≥ 6 个月，以疲劳、低热（或自觉发热）、咽喉痛、肌痛、关节痛、头痛、注意力不易集中、记忆力差、睡眠障碍和抑郁等非特异性表现为主的综合征，临床检查多无明显器质性改变。历代先贤对本病早有认识，如《金匮要略》中的虚劳病、百合病、脏躁病，《脾胃论》中所论的脾胃内伤病等。

王师指出疲劳综合征虽以"疲劳"为主要矛盾，但是从病因病机来看，本病的"疲劳""疼痛"等非特异性表现并不完全为虚证引起。比如，《金匮要略》中亦有因湿邪为患而"身重、恶风"的"湿病"；因"内有干血"而旧血不去，新血不生的"五劳虚极"的大黄䗪虫丸证。《脾胃论》中虽介绍了因脾胃内伤，引起气血化源不足而导致的劳倦虚损，但同样有"饮食劳倦，损其脾胃，乘天暑而病作"继而湿热之邪困阻脾胃，使得清气不升的体倦乏力。王师强调，现代人生活压力大，常情怀不适，饮食不节，并喜滥食滋补，又乏于运动，且浙江一带气候湿润，湿邪为多，所以，对于本病应当重视气滞、湿邪、瘀血等病理因素的影响。

消法为中医治疗疾病的"八法"之一，是针对积聚之邪通过消导和散结的方法使其逐渐消散的一种方法，对于CFS的治疗具有较高的应用价值。

1. 气滞

肝主疏泄，调畅气机，为主要调节人体气机之脏，气滞当主责于肝。而气滞之因，首当七情内伤，如《素问·阴阳应象大论》中言："人有五脏化五气，以生喜怒悲忧恐。"情志不舒，肝郁常见，故肝失条达，则肝气郁结，气滞而生；或者瘀血、痰湿、食积等既为病理产物，又为致病因素，可阻滞气机，产生气滞之证。气滞则阻碍气血津液运行，使得精微不布，诸窍失养，发为本病。症见疲乏无力，常情怀不舒，喜太息，舌淡红，苔薄白，脉弦。治当理气解郁，方选柴郁二陈汤加减。兼肝血不足者，当养血调肝以顾肝之体阴用阳之殊，合逍遥散意以养血、助疏，则可不理气而气自调；兼血瘀者，当合血府逐瘀汤意理气活血；兼湿邪内阻者，当参考仲景《金匮要略》水病中"气分"者，合用枳术汤意，以冀"大气一转，其气乃散"之功。

2. 湿邪

若素体脾胃虚弱，或过劳体倦、劳心伤神、饮食不节，则损伤脾胃。脾胃为后天之本，主运化水谷精微，并通过升清降浊，将其输布肌肉、四肢、诸窍，若功能失司，则精微化源亏虚，发为本病的虚证表现；又因脾有"居中州、灌四旁"的运化水液之功，或久居湿地，或过食肥甘厚味，终致水液不布，发为湿、痰、饮之属。湿邪郁久，可化热而成湿热交阻之证。症见周身困重疲乏，形体丰腴，大腹便便，舌红苔黄腻，脉濡或滑。治当运脾化湿，方选三术二陈一桂汤加减。若湿重则合用平胃散、三仁汤意加强化湿理气；若有湿邪伤阳之象，当伍少量生麻黄，取其辛温之性而发散阳气、宣发湿邪；若热重于湿者，则加黄芩、黄连苦寒直折；若口干甚者，因湿邪阻滞，津不上承，可用鲜芦根，因其不但可生津以润燥，还可利水以祛湿；若因饮食停聚，脾运失健者，可加鸡内金、谷麦芽、炒山楂消食化积，使邪去正安；若大便秘结，此为湿邪阻滞肠腑而腑气不通者，状若阳明腑实，但不可下之，否则伤及脾胃正气，王师加冬瓜子、莱菔子，二者质润可直接通便，且二者均有祛痰湿之功，用于此处，针对病机，甚为巧妙。

3.瘀血

若情怀不舒，或因痰浊、湿热阻滞，则血行不畅；或体弱久病，气虚血瘀；或素来阳虚，寒凝血瘀；或阳热偏盛，热盛血瘀。总因瘀血内阻，脏腑失其温煦、濡养。虽症见疲乏无力，活动后反可缓解，乃大实有羸状。且常兼见面色黧黑，身痛间作，肌肤不荣甚则甲错，妇女可见月经色暗、兼夹血块，夜间寐劣，舌暗红，苔薄白，脉弦细。治当活血化瘀，方选血府逐瘀汤加减，若瘀血兼夹水饮湿邪，则宜加益母草化瘀利水；兼寒者，加桂枝散寒活血；兼热者，加牡丹皮、赤芍凉血散瘀。

（王雨墨、张弘、孙洁整理）

下尿路症状诊治经验

下尿路症状（lower urinary tract symptoms，LUTS）包括储尿期症状（尿频、尿急、夜尿增多、尿失禁等）、排尿期症状（尿等待、尿线分叉、排尿中断等），以及排尿后症状（尿不尽感、尿后余沥等）。LUTS的治疗非常复杂，一些原发病因明确的患者可能非常容易治愈，例如急性单纯性下尿路感染或者膀胱结石引起的 LUTS，在去除病因后很快就可以消失。而另一些患者则可能久治不愈，例如特发性膀胱过度活动等。

王师认为，从中医理论来看，LUTS 大略相当于淋证、小便不利、小便失禁、小便清长等各种与排尿症状相关的疾病。这类疾病通常都与机体的水液代谢有关，因此病位常在肺、脾、肾、肝、三焦、膀胱、小肠等参与水液代谢的脏腑。

肺为水之上源，主通调水道，若肺热叶焦或肺气不利，则水道失司，小溲不利；脾为水之制，为胃行其津液，灌溉五脏六腑、四肢百骸，若脾失健运，则不能运化水液，水停为湿，流注下焦，阻碍膀胱气化而见诸小便不利，或脾气不统，水津下渗，发为遗尿，甚或失禁；肾主水，肾阳蒸腾，助膀胱气化，则小溲得出，若肾气不足，则膀胱不化，气化不出，可见各种排尿症状，或清长，或短涩，或不禁，或癃闭，诸症种种，皆可见之；肝主疏泄，能疏利一切水道，若肝郁不达，则水道失疏，水溲不畅，或迫而难出，或出而难禁，随气聚散，症状亦变化多端，常为气淋之类。

膀胱者，州都之官，津液藏焉，气化则能出矣，若客邪犯之，气化失司，则溺门开阖不利，或遗或闭，或长或短，正与肾气失司所似。肾与膀胱相表里，故实常责于膀胱，虚常责于肾，正如巢氏《诸病源候论》所云："诸淋者，由肾虚膀胱热故也。"三焦者，决渎之官，水道出焉，三焦气化是体内水液代谢得以正常进行的重要保证。若热客三焦，或三焦阳气不足，气化不利，则水道失司，小溲无由以出，可见尿频急而少诸症。小肠主分清别浊，与心相表里，若心火移热小肠，使小肠不能分清浊，津液别道以行，故见小便淋漓而痛。

与西医相比，中医对 LUTS 的治疗更注重患者的自觉感受，这更符合现代 LUTS 治疗强调改善生活质量，而不仅仅是治疗疾病本身的最新观点。因此，中医药对 LUTS 的疗效甚佳，辨证准确时效如桴鼓，常有出奇之效。王师在多年的临床诊治实践中，认为 LUTS 发病虽与五脏相关，但其重点当在脾肾二脏以及膀胱一腑，而贯穿其中者，无非"气化"二字。临证治疗，强调辨虚实、助气化。喜用肉桂、乌药之类温化下焦，助膀胱气化，使小溲自利。常用以下几种方法治疗 LUTS。

1. 补肾法

肾为水之根，肾虚可致各种 LUTS，若肾气虚，药用金匮肾气丸，或加参、芪、术、草之类；肾阴虚者，可用知柏地黄丸加减；肾阳虚者，可用右归丸加减。

2. 健脾益气法

本法用于脾气虚弱，失于制化之尿频、尿急甚至尿失禁，药用春泽汤，可酌情加沉香、肉桂、乌药之属助气化以利小水。

3. 疏肝理气法

本法用于肝失疏泄，下焦气滞之证。此证常无明显寒热见症，以排尿症状与情绪相关为特点，常选用沉香散合四逆散以治之。

4. 清化湿热法

本法用于下焦湿热证，症见尿频急而痛，或见急迫性尿失禁，大便秘结或黏腻不爽，阴汗，白带多而黄臭，舌红，苔黄腻，脉滑数等，药用三妙、八正、龙胆泻肝等灵活化裁，中病即止，强调不能一味清利而伤人正气。

（孙洁整理）

慢性前列腺炎诊治心得

慢性前列腺炎（chronic prostatitis，CP）是泌尿、男科最常见的疾病之一，由于其诊断的不确定性，不同地区和研究者获得的流行病学数据差别甚大。即使同样采用美国国立卫生研究院慢性前列腺炎症状指数（NIH–CPSI）来评估前列腺炎症状，不同人群的研究显示，前列腺炎发病率亦有不同，大致在 2.7% ～ 10%。CP 的主要临床表现分为排尿症状和疼痛症状两大部分，它们可以单独或同时出现，并对患者生活质量造成严重影响。这也是 CP 患者为这样一个良性自限性疾病反复求医的重要原因之一，所以评估并改善 CP 患者的生活质量在诊治过程中非常重要。

依据 1999 年 NIH-CP 分类标准，其诊断与症状、尿四杯（或者简化的尿二杯）试验以及 EPS 镜检相关，但现在已经有越来越多的学者认为 CP 的诊断其实只依赖于临床症状，NIH-CPSI 是最重要的诊断工具。在诊断 CP 之前，应该排除慢性肾盂肾炎、腺性膀胱炎以及间质性膀胱炎 / 膀胱疼痛综合征等常见的能引起类似症状的疾病。

王师认为 CP 大略相当于白浊、淋证、精浊、茎中痛等疾病，其病位在下焦，多属湿、热、毒、瘀为患，常见虚实夹杂，以实为主。实则责之于郁、湿、热、毒、瘀，虚则责之于肾、脾、肝三脏。其治当首分虚实，祛邪为先，不忘扶正。尤其病久者，为诸症所累，身心俱疲，此时多伴肝虚气郁，必须疏肝解郁而不宜一味攻补，使肝气行而郁结开，气血流行，百症冰释。常用柴胡疏肝散为主方，或加合欢皮、合欢花、郁金、麦芽、淮小麦等药物疏肝开郁。根据 CP 不同的病情，王师采用以下几种方法，临床常相兼为用，单用某法者相对较少。

1. 疏肝解郁法

本法用于肝气郁结证，症见情志郁郁，或紧张焦虑，诸症纷纭多变，此起彼伏，舌淡红，或有齿印，苔薄白或微腻，脉沉弦等。药用醋柴胡、郁金、陈皮、香附、赤芍或白芍、枳壳、合欢皮 / 花、麦芽、淮小麦等。

2. 清热利湿法

本法用于下焦湿热证，症见尿频、尿急、尿痛或灼热，尿黄而少，大便秘结或黏腻不爽，外阴潮湿，甚或烘热，会阴或肛周热、痒、痛等不适，舌红，苔黄腻，脉弦滑数。药用败酱草、红藤、虎杖根、蒲公英、土茯苓、芦根、白茅根、苡仁等。

3. 活血化瘀法

本法用于精室瘀阻证，以久病者为多，症见会阴、小腹胀痛或刺痛，或与排尿有关，腰骶不适或疼痛，睾丸疼痛或不适，排尿不畅甚至尿线略细，舌暗或青，或有瘀斑、瘀点，苔薄白或微腻，脉沉弦而涩。药用桃仁、红花、乳香、没药、白毛藤、延胡索、丹参等。

4. 补脾益肾法

本法用于脾肾亏虚证，必为久病伤正，或攻药重用，戕伐正气所致，症见乏力，腹胀，纳少，便溏或干溏交替，腰酸腿软，耳鸣神疲，甚或性功能障碍，性欲减退，舌淡嫩，苔薄白或少，脉沉细或濡弱。药用党参、茯苓、白术、枸杞子、菟丝子、巴戟天、仙茅、淫羊藿、杜仲、牛膝、蔻仁、砂仁等。

（孙洁整理）

代谢综合征诊治经验

随着现代生活方式及生活节奏的改变，代谢综合征（metabolic syndrome，MS）已受到越来越多的关注。《中国2型糖尿病防治指南（2017年版）》对MS的诊断做出以下定义：①腹型肥胖（即中心型肥胖）：腰围男性≥90cm，女性≥85cm；②高血糖：空腹血糖≥6.1mmol/L或糖负荷后2小时血糖≥7.8mmol/L和（或）已确诊为糖尿病并治疗者；③高血压：血压≥130/85mmHg及（或）已确认为高血压并治疗者；④空腹TG≥1.70mmol/L；⑤空腹HDL-C＜1.04mmol/L。以上具备三项或更多项即可诊断。MS显著增加了2型糖尿病（T2DM）及动脉粥样硬化性心血管疾病（ASCVD）等疾病的风险，严重影响人们的生活质量，甚至危及生命。

1. 病名归属

MS在中医学中无特定病名。根据专家访谈，本病的中医病名涉及肥胖、肥满、脾瘅等。而有关MS的典型表现则早在2000多年前即有描述，《灵枢·卫气失常》云："黄帝曰：何以度知其肥瘦？伯高曰：人有脂、有膏、有肉……膏者，多气而皮纵缓，故能纵腹垂腴。肉者，身体容大。脂者，其身收小。"《内经》把肥人分成脂人、膏人和肉人三种。其中，膏人的特点是"纵腹垂腴"即"腹型肥胖"，与MS的表现最为相似。《素问·异法方宜论》则进一步阐述了"脂肥"的原因："西方者……其民华食而脂肥，故邪不能伤其形体，其病生于内……"古代西部游牧民族，常以奶类、肉制品等"华食"作为主食，易造成肥胖。如今，人民生活水平日益提高，即使是相对欠发达的农村地区，人们的饮食结构也逐渐由原来的五谷杂粮、蔬菜瓜果向大鱼大肉、肥甘厚味转变，"脂肥"日益成为困扰全民健康的一个重要问题。王师指出，结合文献与MS的典型临床表现，用"肥满"作为本病的中医病名较为贴切。本病可进一步合并"肝癖""脾瘅""消渴""眩晕""头痛""胸痹""历节"等多种病症，即现代医学所称的脂肪肝、糖耐量异常、糖尿病、高血压、冠心病、痛风等疾病。

2. 病因病机

王师指出，代谢综合征的发病过程具有膏、浊、痰、瘀四者并存的特点，中焦脾胃失调是其关键环节，肾气虚惫为其根本原因，肝气失疏为其重要因素。

《说文解字》说："膏者，脂也。"《灵枢·五癃津液别》云："五谷之津液，和合而为膏者，内渗于骨空，补益脑髓，而下流于阴股。"生理上，脾胃运化水谷精微，濡养周身；病理上，过食厚味，或脾胃亏虚，精微不布而为膏脂。积于皮下，则为腹型肥胖；分布全身，则为周围型肥胖。即《脾胃论》所谓："脾胃俱旺，能食而肥，脾胃俱虚，少食而肥。"津液停留聚集体内则成水湿，凝结成浊，胶固为痰。水湿痰浊阻遏气机，血液凝滞而为瘀血。"血不利则为水"，血瘀日久，又可化为痰浊。正如《赤水玄珠》所云："津液者，血之余，行于脉外，流通一身，如天之清露。若血浊气滞，则凝聚而为痰，痰乃津液之变，遍身上下，无处不到。"

"肾者，主蛰，封藏之本，精之处也……通于冬气"。肾为五脏六腑精气所居之处，肾气系肾中精气，乃肾中阳气蒸化肾中阴液而成，为生命之本，主宰人体生长壮老已的自然规律，是维持生命活动的基本动力。"肾者主水"，肾为水脏，主持调节人体的水液代谢。"精髓血乳汗液津泪溺皆水也，并属于肾"。水液代谢中，清者升、浊者降，皆有赖肾之蒸腾气化。"年四十而阴气自半也，起居衰矣。"人到中年，肾气渐衰，元阳不足，脾土不温，运化失司，水液失于蒸腾气化，血液鼓动无力，膏、浊、痰、瘀内蕴，故而出现MS。

《血证论》云："木之性主于疏泄，食气入胃，全赖肝木之气以疏泄之，而水谷乃化。设肝之清阳不升，则不能疏泄水谷，渗泄中满之证在所不免。"脾胃升清降浊，有赖肝木疏泄条达。土壅木郁，必当影响肝木疏泄；木不疏土，脾土亦将壅滞。"土壅"与"木郁"互为因果，精微不布，浊阴难降，亦可致膏、浊、痰、瘀交阻之态。

"百病多由痰作祟"，"久病必瘀"，膏、浊、痰、瘀交阻，变证百出。阻于心脉，则为胸痹心痛；留于脑络，可见头晕头痛，甚至发为中风；停于四肢，则为脉痹，甚则脱疽等。

总之，本病病因多由先天不足、后天失养、情志所伤、年事增长所致。病位主要在于中焦脾胃，而与肾、肝密切相关。本病多属本虚标实，肾气亏虚为本，膏、浊、痰、瘀内阻为标。

3. 遣方用药

（1）主方主药：治疗本病，王师常以三术二陈一桂汤加减，本方系王师在多年临床实践中摸索出来的一首方剂，化裁于《金匮要略》苓桂术甘汤、茯苓泽泻汤，实践证明，对于 MS 具有较好的疗效。三术二陈一桂汤由苍术 12g，生白术 12g，莪术 15g，制半夏 15g，陈皮 10g，茯苓 15g，泽泻 15g，肉桂 3g等组成。苍术、生白术、莪术即三术，早在《神农本草经》中，"术"就被列为上品，但未分苍术与白术，直至《本草经集注》始有苍、白术之别。"湿土太过之证，经曰敦阜是也"，苍术苦温辛烈，燥湿运脾；生白术甘苦微温，健脾利湿。二术同用，可平敦阜之土。《素问·至真要大论》强调"谨守病机，各司其属，有者求之，无者求之，盛者责之，虚者责之，必先五胜，疏其血气，令其调达"，莪术入肝脾经，味辛性烈，专攻气中之血，伍苍、白术，则调气和血燥湿，以求其本。"治痰通用二陈"，半夏、陈皮贵其陈久，以减燥散之性，故名"二陈"。痰之因，缘于湿；痰之本，不离脾；痰之去，行其气；二陈合用则湿去脾运、气顺痰消。泽泻利水渗湿泄热，茯苓健脾淡渗利湿，合用则利水之功尤著。前人有"见痰休治痰，见血休治血，见汗不发汗，有热莫攻热，喘气毋耗气，精遗勿涩泄，明得个中趣，方是医中杰"之论，即治病求本之意，方中佐少量肉桂，意在微微生火，以鼓舞肾气，取"少火生气"之义，盖"天之大宝，只此一丸红日；人之大宝，只此一息真阳"，益火之源，则阴翳自除。且肉桂与泽泻、茯苓相伍，更有通阳活血利水之功。诸药合用，温肾运脾、活血化浊，而膏浊痰瘀胶着之证，自可消解。

（2）随证加减：王师既注重根据患者主诉进行辨证论治，亦强调参照发病机理辨病用药：如气滞中阻，合厚朴三物汤，药用厚朴、枳壳、苏叶、苏梗、香附等行气除满；湿热蕴蒸，合半夏泻心汤，药用黄连、黄芩、竹茹等辛开苦降、清化湿热；气阴两伤，合麦门冬汤，药用麦冬、太子参、黄芪、黄精、枸杞子等益气生津；肝肾亏虚，合六味地黄丸，药用生地黄、山茱萸、山药、川断、杜仲等补肝肾、强筋骨；食积，合保和丸，药用焦神曲、炒山楂、炒麦芽等消食化积、醒脾开胃；酒客，合葛花解酲汤，药用葛花、枳椇子、砂蔻仁、泽泻等解酒毒、清湿热；高脂血症，合枳术丸，药用荷叶、枳壳、丹参、决明子等升清降浊、健脾消积；糖耐量受损，合葛根芩连汤，药用葛根、黄芩、黄连、地骨皮等清热降糖；高血压，合天麻钩藤饮，药用天麻、钩藤、夏枯草、桑叶、益母草、生地黄等清肝平肝、滋阴清热；脂肪肝，合茵陈蒿汤，药用茵陈、生山栀、平地木、垂盆草、虎杖根等清热解毒、利胆泄浊；痛风，合四妙散，药用黄柏、牛膝、土茯苓、猫人参等清热利湿、活血通络，等等。

小结：代谢综合征（MS）是一类以腹型肥胖、血脂、血压、血糖等异常为典型表现的临床综合征。MS与2型糖尿病、动脉粥样硬化性心血管疾病（ASCVD）等疾病的发生密切相关，给公众健康带来了巨大威胁。王师指出：MS属中医"肥满"范畴，可合并"肝癖""脾瘅""消渴""眩晕""头痛""胸痹""历节"等病症。先天不足、后天失养、情志所伤、年老久病为其发病原因；本病病位主要在于中焦脾胃，而与肾、肝密切相关；脾胃运化失司、肾气虚惫、肝失疏泄为其关基本病机；膏、浊、痰、瘀为其主要病理产物；本病多属本虚标实，肾气亏虚为本，膏、浊、痰、瘀内阻为标。MS的治疗当以温肾运脾、调肝理气治本，化浊活血治标，自创三术二陈一桂汤为基本方，随证加减。王师既注重辨证论治，亦强调辨病用药，常取佳效。

（沈淑华整理）

血液病诊治心法

（一）读书心得

中医学中没有血液病学这一专门的学科，也没有白血病、淋巴瘤等病名，但其对血液病相关症状的描述记载甚早，源远流长。早在《黄帝内经》就记载了许多血液病的临床表现及病因病机等内容。《黄帝内经》中所述的"血虚"和"血枯"类似于血液病中的各种贫血。《素问·刺志论》云"脉实血实""脉虚血虚"。《素问·腹中论》云："病名血枯，此得自少年时，有所大脱血"。《灵枢·决气》云："血脱者，色白，夭然不泽。"《灵枢·海论》云："脑转耳鸣，胫酸眩冒，目无所见，懈怠安卧。"《灵枢·百病始生》云："阳络伤则血外溢，血外溢则衄血，阴络伤则血内溢，血内溢则后血。"

东汉时期对血液病证治的论述开始系统化，张仲景所著的《金匮要略·血痹虚劳病脉证并治》中的"虚劳"病，其所表现的证候，与现今的各种贫血及白血病等表现有相似之处。如"虚劳里急，悸，衄，腹中痛，梦失精，四肢酸疼，手足烦热，咽干口燥，小建中汤主之"。又如"虚劳诸不足，风气百疾，薯蓣丸主之。"这些方剂至今常常被运用于治疗缺铁性贫血、再生障碍性贫血、慢性白血病等疾病中，并取得了较满意的疗效。晋代巢元方提出了血证的外邪致病论，其在《诸病源候论·血病诸候》云："上焦有邪则伤诸脏，脏伤则血下于胃，胃得血则闷满气逆，气逆故吐血也"。唐代孙思邈的《备急千金要方》和王焘的《外台秘要》，乃集前人经验方之大成，有许多对血液病治疗卓有成效的方剂，并且对某些血证提出了许多新的观点，丰富了中医中药对血液系统疾病的治疗手段。金元时期，刘完素在《素问玄机原病式》强调衄多阳明热盛，李杲则重视培补脾胃法以治虚劳。明代张景岳对衄血提出阴虚火旺的观点，对于虚劳则善从阴阳互根角度调治。清代医家对血液病病证的认识与治疗更为丰富，其中唐容川的《血证论》为主要代表著作，作为我国现存的第一部有关血证的专著，它全面论述了血证的病因病机和辨证治疗。对于治血，提出"止血、消瘀、宁血、补血"四法大纲，对治疗血证具有较高的临床指导意义。

王师遵从唐氏治血四法及个人体会，提出血证以一止二消三宁四养为治血证要法。一止，是指"止血"，为第一要法，凡血证，当急于止血，否则气随血脱、血亡气竭，危及生命。二消，是指"消瘀"。血虽得止，然离经之血，留于体内，反成瘀血，当速去之，即"瘀血不去，新血不生"之意；再者瘀血停滞，阻碍气机，恐生他证。三宁，是指"宁血"，即恢复血之安宁，使之行而平和之意。因血虽得止，然新血未能环周流行，尚有复萌妄行之可能，必用宁络之法，使血络得宁，而后血行方可周而复始，乃除妄动之患。宁络之法，血热者清热凉血之，气血不摄者益气收敛之，阳虚不摄者健脾温阳之。四养，是指"养血"。去血既多，阴血亏耗，经云"虚则补之"，治当养血和血，扶正益元。

综上所述，中医学文献中对于血液病病因病机、辨证论治的论述较为丰富，需要我们现代血液病工作者不断深入地进行梳理与挖掘。

（二）临床心得

扶正乃扶助正气，使正盛则邪自去；祛邪乃祛除病邪，使邪去则正自安。疾病的过程，是正气与邪气相互斗争的过程，邪胜于正则病进，正胜于邪则病退。扶正祛邪法一方面增强了正气，另一方面削弱了邪气，从而使疾病向愈。运用扶正祛邪法治疗血液系统疾病，要审度正邪两方的消长盛衰，从而决定扶正与祛邪的主次和先后。扶正法，适用于正虚而邪气不盛的病证。气虚、阳虚患者，可采取补气、温阳的治法；阴虚、血虚者，则应采用滋阴、补血的治法。祛邪法，适用于以邪实为主而正气未衰的病症。火热炽盛者，宜清热泻火；水湿肿满者，宜渗水利湿；气滞血瘀者，宜理气活血；癥瘕痞块者，宜涤痰破血除积。临床实际中，大部分血液系统疾病往往虚实夹杂而呈错综复杂之症。如真性红细胞增多症，既有肾精亏虚之眩晕、耳鸣、疲乏、健忘、视物模糊等虚弱性表现，又有面部手足红赤、出血、肝脾肿大等标实之象。因此，我们更多的是采用扶正祛邪、攻补兼施的治法，扶正有利祛邪，祛邪有助扶正。在治疗具体病证时，要明辨虚实之主次。以正虚为主者，扶正为先，兼顾祛邪；邪实为主者，祛邪为先，兼以扶正；邪盛正虚，正气羸弱，不耐攻伐，则扶正而后祛邪；邪盛正强，正气充足，尚耐攻伐，则祛邪而后扶正，俾扶正不留邪，祛邪不伤正。

（三）血液系统常见病诊治思路

1. 缺铁性贫血

（1）病因病机：缺铁性贫血在中医学属于"虚劳""血虚""萎黄"等范畴。其形成与饮食失调、失血、感染诸虫等因素有关。脾为后天之本，胃乃水谷之海，脾胃为气血生化之源。脾胃脏腑纳化相合，升降相因，燥湿相济，相辅相成，以完成饮食物的消化、吸收及其精微的输布，最终化生人体的气血。正如《灵枢·决气》所云："中焦受气取汁变化而赤，是谓血。"因此脾胃虚弱在本病的发病中占有十分重要的地位，一方面胃气虚弱，受纳腐熟水谷失调，另一方面脾气不足，水谷不能化生精微。脾不升清，胃不降浊，生化乏源，发为本病。此外，虫毒内扰、耗损精微，吐血便血、营阴亏虚，均可导致血少气衰，而致本病。

（2）辨证论治：临床上常以脾胃亏虚证与气血两虚证最为多见。脾胃亏虚证可用四君子汤、香砂六君子汤，资生丸加减化裁。胃纳欠佳，酌加鸡内金、麦芽、谷芽、神曲、山楂、莱菔子等开胃醒脾药。气血两虚证多以八珍汤、十全大补汤、人参养荣汤等加减。精血互生、乙癸同源，可酌情加紫河车、枸杞子、鸡血藤、女贞子、黄精等益精养血之品。若伴有阴虚内热之象，则可加女贞子、旱莲草等药养阴清热。虫毒内扰则在予以西药治疗的同时，酌加苦楝皮、使君子等药物驱虫。

（3）重视鉴别诊断：小细胞低色素性贫血尚可见于珠蛋白生成障碍性贫血、铁粒幼细胞贫血、慢性病性贫血等。因此不能仅单以患者的临床表现辨证论治，尚需进行相关的实验室检测，从而及早作出病因诊断及对因治疗。

2.急性白血病

（1）中西配合，综合治疗：对于急性白血病的治疗，王师主张在明确疾病发生发展变化规律的前提下，结合临床表现，采用辨证与辨病相结合的中西医综合治疗方案。急性白血病临床表现错综复杂，在疾病的发生发展过程中，虽以贫血、发热、出血、器官组织浸润为主要表现，但由于患者禀赋、疾病性质、发病年龄、病程长短、有无兼夹等的不同，病证亦存在差异。根据文献，本病属于中医学"血证""虚劳""热劳"等范畴，在疾病发展的某一阶段，亦与"温病"的表现相似。其发病与先、后天因素相关。先天在于禀赋薄弱，感受胎毒，而成易感之体；后天则因正气亏虚、摄生不慎、感受邪毒，而致本病。诚如《黄帝内经》所云："正气存内，邪不可干，邪之所凑，其气必虚"。

（2）分期论治，标本兼顾：一般而言，本病的中医药干预主要在三个阶段，即化疗前期、化疗期和化疗后期。王师主张，治疗上应根据每一阶段的病证特点，并根据患者具体的临床表现四诊合参，辨证施治。化疗前期患者多有急性起病、高热、出血等邪实较盛的表现，当以祛邪为主，可采用清热泻火，凉血止血的治则，切记慎用苦寒，以防伤正，处方常以白虎汤、清营汤加减，药如生地黄、赤芍、牡丹皮、玄参、石膏、银花、连翘、大黄、紫草等；部分患者发病缓慢，以面色㿠白、皮肤瘀斑、经行量多等脾虚见症为主要表现，治当益气摄血，处方常以归脾汤加减，药如太子参、党参、当归、熟地黄、阿胶、黄芪等；气虚及阳者，则当温阳健脾，并酌加三七粉等止血而无留瘀之弊。化疗期间，采取辨证论治、扶正祛邪的治疗方案可起到增效减毒的作用。化疗后期患者邪衰正虚，气血精津液耗伤，治疗当以扶正培本为主，并少佐驱邪之品。

（3）固护脾胃，中焦为要：脾胃为后天之本、气血生化之源，水谷精微化生谷气，培育元气，合为宗气，生成卫气，正气充足，御邪可为。所以固护中焦脾胃当贯穿本病治疗的始终。

3.过敏性紫癜

（1）病因病机：本病外因多为感受邪毒、饮食不慎；内因多为血分伏热、禀赋不足。病机主要有风、热、瘀、湿、虚五大因素。病初常因风湿热邪入侵，致使邪热入络，络脉受损，血溢脉外，发为紫癜。外溢血脉所成之瘀，作为病理产物贯穿病程始终，使病情缠绵反复。风邪善行数变，故伴瘙痒，且易反复发作。病久则耗气伤阴，气虚则统摄无权，血不循经，外溢肌肤；阴虚火旺，虚火灼络，络脉受损，紫癜时发。

（2）辨清证型，合理用药：初期外邪侵袭为主，症见起病较急，皮肤紫癜色红成片，颜色鲜红，舌红少苔，脉浮数或数，可以疏风清热凉血法治疗。风偏重者，予金银花、蝉蜕、荆芥、防风、地肤子、苦参等；血热偏重者，予水牛角（代犀角）、生地黄、赤芍、牡丹皮、紫草、白茅根、槐米等凉血之品。症见皮肤紫斑色黯，关节肿胀热痛，舌红苔黄腻，脉弦滑数者，治当清热化湿凉血为要，药如苍术、川牛膝、黄柏、薏苡仁、紫草、忍冬藤、生地黄、赤芍等。若病情反复，素体虚弱，脾不摄血，而见紫癜反复出现，斑色较淡，面色无华，神疲乏力，纳差厌食，形体羸弱，心悸短气，舌淡苔薄白，脉虚细者。当以健脾益气摄血为法，药如黄芪、当归、枣仁、白术、党参、仙鹤草、炙甘草等。

（3）注重固护，以防复发：肌衄反复，肌腠疏松，易感风邪；脾气不足，气不摄血，皆可致病情反复发作，日久难愈。因此，在发病间期，即使无任何明显症状，亦可给予黄芪、党参、茯苓、白术、防风、陈皮等益气固表、健脾和中之品，以防复发。

4. 淋巴瘤

（1）病因病机：淋巴瘤以颈部等浅表部位淋巴结肿大、消瘦、盗汗为主要临床特征，可归属为中医瘰疬、痰核、虚劳、失荣等范畴。其病机主要集中在"痰、瘀、虚"三方面。"痰"既是致病因素，又是病理产物。历代医家有"百病多由痰作祟""诸般怪证皆属于痰"之论。元代朱丹溪明确指出："凡人身上中下有块者多是痰。"至于痰成，概有二因，或是肺脾两虚、水湿停滞，渐至凝结成痰；或是阴虚火热，灼津成痰。然痰滞体内，易阻碍气机，气滞血阻，又易致瘀血。痰、瘀既为病理产物又为继发病因，久留体内，耗损正气。

（2）辨证论治："痰"在本病的发生发展中起到关键的作用，治疗亦以祛痰为要。王师在临床上常以半夏、制南星、白芥子、皂角刺、猫爪草、甲片、夏枯草、天葵子为化痰散结基本方，并随证加减。热毒壅盛，痰热结滞，发热烦躁，口干欲饮，苔黄脉数者，酌加金银花、连翘、重楼、三叶青、瓜蒌以清热解毒散结；寒痰凝滞，形寒肢冷，神倦面白，舌质淡，脉沉者，加麻黄、肉桂、鹿角片等温阳散寒以祛痰，亦可以阳和汤加减化裁；阴虚痰留，症见形体消瘦，头晕目眩，口燥咽干，腰膝酸软，五心烦热，颧红盗汗，舌质红，脉细者，加枸杞子、山茱萸、北沙参、生地黄、玄参、麦冬、天冬、玉竹、石斛、芍药等清热养阴、化痰散结；痰瘀互阻，面色青暗，腹有癥瘕，舌紫黯或有瘀斑瘀点，脉弦涩者，加桃仁、红花、丹参、赤芍、三棱、莪术等活血化瘀、化痰散结；若素体脾虚湿盛，或因药毒伤正，而见倦怠乏力，脘腹痞闷，食欲减退，恶心呕吐，便溏者，可加党参、黄芪、茯苓、白术、扁豆、山药、仙鹤草、砂仁、蔻仁等健脾化湿、涤痰散结。

（沈淑华、童宏选整理）

膏方小议

膏，《说文解字》释为"肥也"，故《正韵》《博雅》释"膏"为"润泽"。膏方多有滋润补益之功，故又有"膏滋"之别名。

膏方是方剂的一种剂型，与丸、散、丹、汤、酒、露、锭等共同组成了中医方剂常用的八大剂型。它有着悠久的历史，在我国现存最早的医方书——《五十二病方》中就已有记载，《内经》十三方就有两首是膏剂，医圣张仲景创制了最早的内服膏方（大乌头膏、猪膏发煎），《小品方》则收录了最早的滋补膏方（单地黄煎）。明清时期，膏方的发展日趋成熟，主要表现在以下四个方面：一是命名上不再与"煎"相混，二是制作程序基本固定，三是使用数目大大增加，四是运用范围更加广泛。

1. 固本清源——膏方之功

膏方有外用、内服之别。外用膏方包括软膏药与硬膏药两类，内服膏方则有补益类膏方与治疗类膏方两种。补益类膏方以滋养补益为主，正如著名医家秦伯未先生所说："膏方者，盖煎熬药汁成脂溢而所以营养五脏六腑之枯燥虚弱者，故俗亦称膏滋药。"。治疗类膏方则主要用于却疾疗病，秦老对此亦做过诠释："膏方非单纯补剂，乃包含救偏却病之义。"

由于"血气不和，百病乃变化而生"（《素问·调经论》），通过治疗类膏方"疏其血气，令其调达"（《素问·至真要大论》）则邪去正安。"邪之所凑，其气必虚"（《素问·评热病论》），通过补益类膏方"形不足者，温之以气；精不足者，补之以味"（《素问·阴阳应象大论》）则"正气存内，邪不可干"（《素问·刺法论》）。但在膏方的实际适宜人群中，纯实无虚之人实属罕见，纯虚无实之人亦为数不多，故医者常常需要补中兼通、通中兼补，通补兼施，方能达到固本清源之效。

2. 调体疗症却病——膏方之用

膏方作为方剂的一种特殊剂型，并非"能治百病""人人可服"，而是有其特定适宜对象的。

（1）"未病"调体：膏方首先适合于"未病"之人，即健康人群中体质稍有偏颇者，如气虚质、阳虚质、阴虚质之人。"阴平阳秘，精神乃治"（《素问·生气通天论》），对于"未病"者，通过燮理阴阳，调理体质，则能促使少者"肾气盛，齿更发长"，壮者"筋骨坚，发长极，身体盛壮"，老者"形与神俱，而尽终其天年，度百岁乃去"（《素问·上古天真论》）。

（2）"欲病"疗症：有着诸多不适而无明确疾病证据的亚健康人群更是膏方的调治对象。今时之人外则"劳形于事"，内有"思想之患"，"以酒为浆……起居无节"（《素问·上古天真论》），种种不适遂纷至沓来。由于没有确切的器质性疾患，现代医学治疗亚健康的有效手段不是很多，而以强调辨证论治解除患者痛楚的中医药学则在这方面积累了极为丰富的经验，膏方缓图就是其中的一枝奇葩。

（3）"已病"却病：处于疾病慢性期或缓解期的"已病"之人也可用膏方调治。与"欲病"疗症不同的是，医者在处方用药时不仅要仔细辨别患者的体质、症状，还需考虑疾病本身的发生发展及其演变规律。如"哮病"患者即使没有咳而上气、喉中水鸡声等表现，医者仍需兼顾"伏痰"，或取肾气丸法，或投苓桂术甘汤法，随证治之。另一方面，医者应辨证地选用一些现代药理已明确证实具有降脂、降糖、抑酸、抑瘤等"对病"作用的中药。此外，肝病患者应慎用黄连、黄酒，痛风、高尿酸血症患者应慎用胶类等忌宜也需医者特别关注。

膏方虽能却病延年，却非人人所宜，例如健康人群中阴阳气血调和的"平和质"之人就无须进补膏滋，因"久而增气，物化之常也。气增而久，夭之由也。"（《素问·至真要大论》）急性感染性疾病或慢性疾病急性发作期的"邪盛"患者自然不能云补，而治疗类膏方因起效较缓亦非其所宜，此时当以汤剂、散剂、注射剂等急祛其邪为务。

3. 君臣佐使——膏方之体

作为"方剂"，膏方亦有君、臣、佐、使之分。补益类膏方以补益类方药为君自无疑议；治疗类膏方孰君孰臣则需细审虚实，再做定夺，或补七攻三，或补五攻五，或补三攻七，切不可拘泥。具体而言，扶正之法无非"劳者温之……燥者濡之……散者收之，损者温之"，攻邪之法亦无非"坚者削之，客者除之……结者散之，留者攻之"（《素问·至真要大论》）。但补阳有干姜附子汤之回阳、赞育丹之壮阳、右归丸之阴中求阳，以及肾气丸之少火生气之分；而行瘀更有仙方活命饮之清热活血、犀角地黄汤之凉血活血、血府逐瘀汤之理气活血、四物汤之养血活血、补阳还五汤之益气活血、温经汤之温阳活血之别。正如程钟龄《医学心悟》所言："一法之中，八法备焉。八法之中，百法备焉。"为医者不可不察。佐以运脾健胃之药，如苍术、陈皮、砂仁、焦山楂、炒麦芽等。脾胃本脏病者用之自不待言；他脏疾患，亦需顾护脾胃，盖"人受气于谷，谷入于胃，以传与肺，五脏六腑，皆以受气"（《灵枢·营卫生会》），"胃气壮，五脏六腑皆壮也"（《中藏经》），"胃虚则脏腑经络皆无所受气而俱病"（《脾胃论》）；再者，膏方之厚味碍胃、重浊困脾，加入行气助运流动之品，则补而不滞，滋而不腻，收效更宏。使药分为引经药与调和药两大类。"太阳蔓荆，阳明白芷，少阳柴胡，太阴苍术，少阴细辛，厥阴吴茱萸。"张元素《医学启源》已有明示，不必多赘。在调和药中除了一般方剂常用的甘草、大枣、白蜜等之外，亦可加入龙眼、胡桃、白果等果品，既能矫味，又有补益之功，还具增汁收膏之效。

膏方的独特之处就在于需要使用收膏药。素膏以糖类收膏，荤膏则需加入胶类，同时用少量黄酒去腥。值得注意的是，许多补益类药物本身就能增汁收膏，如胡桃、白果、熟地黄、首乌、山萸肉等，所以一些有经验的中医师有时甚至可以不用糖类及胶类收膏，即单用"清膏"。

小结：膏方历来被认为是医学与艺术的统一。一张好膏方不仅是一张疗效卓著的好处方，也常是一幅赏心悦目的好书法，还应是一篇文采与医理兼备的好医案。俗语有"宁看十病人，不开一膏方"之说，足见开膏方之难。为医者"必须锲而不舍，志坚金石；纵览群籍，精究专业；博采众长，不偏不倚"（施今墨语），方能开出令病家与同道皆为传颂的好膏方。

（沈淑华整理）

小方的运用

王师临证，处方必有出处。得益于王师扎实的中医功底，各种方剂亦是信手拈来，左右逢源。这其中，王师对小方的灵活使用尤有心得。所谓小方，是指药味不繁，不过三四味，而主治明确，验之确效的经典方剂。许多小方由于临床常用，而往往由药房预先配好，临证取用，恰如一药，如六一散及其衍生方益元散、碧玉散、鸡鸣散等。

王师常用小方包括左金、二陈、四七、四逆、二至、香苏、痛泻、平胃、缩泉等。

左金丸出自《丹溪心法》，专治肝火，方止黄连、吴萸二味，以六比一配之。方取金居肝左，以平肝火之意，善治各种肝火气郁之症。王师常以之配二陈、四逆、平胃、痛泻、四七诸方，以治肝气犯胃，肝脾不和等症。于胁痛、吞酸、胃痛、腹痛、郁证等多有用之。

二陈汤出自《局方》，原方为"治痰饮为患，或呕吐恶心，或头眩心悸，或中脘不快，或发为寒热，或因食生冷，脾胃不和。半夏（汤洗七次）、橘红（各五两）、白茯苓（三两）、甘草（炙，一两半），上为咬咀。每服四钱，用水一盏，生姜七片，乌梅一个，同煎六分，去滓，热服，不拘时候"。乃治痰湿中阻之祖方。由二陈方加减化裁之名方数不胜数，如温胆汤、涤痰汤、导痰汤、杏苏散等。二陈之名，源于方中主药陈皮、半夏二味以陈为佳，《珍珠囊补遗药性赋》六陈歌曰："枳壳陈皮半夏齐，麻黄狼毒及茱萸。六般之药宜陈久，入药方知奏效奇。"王师常将二陈汤及其衍生方与左金、四逆、平胃等方同用以崇土伐木，充分反映了王师对肝脏与脾胃关系的高度重视。

四七汤实则半夏厚朴汤，《金匮要略》用治"咽中如有炙脔"的梅核气。后《三因方》以其药止四味，因能调七气而名为四七汤。可用于治疗肝气郁结之各种情志郁结不通之症。王师常用之以治郁证以及肝气郁结、痰气互结诸证。

四逆散亦伤寒方，王师用之以治肝郁之基本方。其方不特可以疏肝，要在可以通达阳气，尤适于阳气郁结不通之症。有血瘀者可合桃红四物、颠倒木金散等；克伤中焦脾胃，则可合平胃散、二陈汤、四君子汤等；兼见表寒气滞，胃气不和者可合香苏散。

二至丸出自《医方集解》，善能补肝肾、强腰膝、乌须发。王师以补益肝肾之阴虚。疏肝理气、燥湿醒脾诸药多辛香燥烈，久用反伤人阴液，王师常伍之二至，先安未受邪之地，以免温燥之弊。

香苏散亦出自《局方》。原方云："治四时瘟疫、伤寒。香附子（炒香，去毛）、紫苏叶（各四两）、甘草（炙，一两）、陈皮（二两，不去白），上为粗末。每服三钱，水一盏，煎七分，去滓，热服，不拘时候，日三服。若作细末，只服二钱，入盐点服。（尝有白发老人授此方与一富人家，其家合施，当大疫，城中病者皆愈。其后疫鬼问富人，富人以实告。鬼曰：'此老教三人矣，稽颡而退'）"原本治时疫之方，后世渐以之治表寒气滞之证，亦颇有和胃之功。方中香附理气活血，紫苏散寒理气宽中，陈皮理气和中，加上甘草和中养气，对气滞伤胃者甚是合用，兼表寒者尤佳。王师常将其与脾胃诸方伍之以奏调中之功。

痛泻要方首见于《丹溪心法》，虽未以方名，然书中原文曰："治痛泄：炒白术（三两）、炒芍药（二两）、炒陈皮（两半）、防风（一两）。久泻，加升麻六钱。右锉。分八帖，水煎或丸服。"明确指出此方为痛泻所设。至《景岳全书》在古方八阵中"和阵"中以"白术芍药散"名之，条下记之曰"治痛泻要方"，痛泻要方之名，盖由此而来。肝郁克脾见大便频多或便溏易泻者，王师素喜以之加减。不但可以调节排便，亦有止痛之效。我曾以师法治一多年腹痛患者，其以左下腹为主，发作无时，情绪紧张时多发，或泻或不泻，移时自缓，每发时持续数小时至半天不等，痛甚时不可忍。遂治以痛泻要方，小有疗效。乃思继进，并加用四君健脾。孰知药后腹痛反甚，且移时难解。此肝郁减而脾气实，肝木伐土无力，两相交争，各不退让故也。于是加强疏肝之力，其痛遂除。是知痛泻要义，其要在肝不在脾，辨证在痛不在泻，但见反复发作之无故腹痛，或与情绪相关之腹痛，皆可消息用之。

平胃散亦是《局方》名方，以其名，时人常以《局方》冠之曰"《局方》平胃散"。原书曰："治脾胃不和，不思饮食，心腹胁肋胀满刺痛，口苦无味，胸满短气，呕哕恶心，嗳气吞酸，面色萎黄，肌体瘦弱，怠惰嗜卧，体重节痛，常多自利，或发霍乱，及五噎八痞，膈气反胃，并宜服。苍术（去粗皮，米泔浸二日，五斤）、厚朴（去粗皮，姜汁制，炒香）、陈皮（去白，各三斤二两）、甘草（炒，三十两），上为细末。每服二钱，以水一盏，入生姜二片，干枣二枚，同煎至七分，去姜、枣，带热服，空心，食前。入盐一捻，沸汤点服亦得。常服调气暖胃，化宿食，消痰饮，辟风、寒、冷、湿四时非节之气。"现代多用于治疗脾胃气滞湿阻诸症。此方行气燥湿有余，补脾益气稍嫌不足，王师常将此方与四君、六君等健脾益气之方同用。

缩泉丸出自《校注妇人良方》，原书谓："缩泉丸：治脬气虚寒，小便频数，或遗尿不止，小儿尤效。"《医方考》注之曰："脬气者，太阳膀胱之气也。膀胱之气，贵于冲和，邪气热之则便涩，邪气实之则不出。正气寒之则遗尿，正气虚之则不禁。是方也，乌药辛温而质重，重者坠下，故能疗肾间之冷气。益智仁辛热而色白，白者入气，故能壮下焦之脬气。脬气复其天，则禁固复其常矣。"无论妇人、小儿、男子，尿频而无邪实之症者，俱可用之。师常与五苓散同用，或加萆薢、石菖蒲而成萆薢渗湿汤。

（孙洁整理）

对药与角药的运用

春秋战国时代曾有《雷公药对》一书，南北朝时，北齐徐之才在《雷公药对》基础上，增修撰成《药对》一书，惜此二书早已失传。所谓"对药"，又称"药对""对子"，是由两味相对固定的药物组成；而角药是对药的扩展，是三种中药的有机组合。熟悉对药、角药，灵活运用，对于提高方剂配伍能力，把握方剂配伍规律，以及提高临床疗效，都具有重要的意义。

王师临证擅于运用对药、角药，其或源于经方，或本自时方，丰富多彩，疗效确切。本文仅采撷其众多对药、角药中的一部分进行介绍。

（一）对药

1. 白术 – 苍术

白术味苦性甘温，归脾胃经，能和中益气，健运脾胃，乃补脾之要药。李中梓称："白术，补脾胃之药，更无出其右者。"《本草汇编》云："脾恶湿，湿胜则气不得旋化……用白术以除其湿。"苍术则"能健胃安脾，诸湿肿非此不能除"（《珍珠囊》）。可见二药均兼具燥湿、健脾功效，故为老师所喜，常苍术、白术同用。同时二术又各有偏重，《本草崇原》曰："凡欲补脾，则用白术；凡欲运脾，则用苍术；欲补运相兼，则相兼而用。"二术相须则补运兼施而不滋腻，能健脾运、化湿浊，从而疏通中焦气机。

2. 苏叶 - 苏梗

苏叶及苏梗均取材自紫苏，一为叶，一为茎，二者皆辛温行散，归肺、脾经，叶轻入肺，能发散风寒、宣肺止咳；梗入脾胃，善于行气和中，理气安胎。故为风寒咳嗽、脾胃气滞所常用，一般认为发汗解表，苏叶较佳；行气宽中，苏梗较宜。王师治疗痞满时常二者同用，取苏叶轻灵发散，苏梗理气宽中，二者相合，使脾胃气机得畅。

3. 半夏 - 厚朴

厚朴苦燥辛散，温能祛寒，长于行气燥湿，东垣谓其"苦能下气，故泄实满；温能益气，故散湿满"。半夏辛温，有毒，归脾、胃、肺经，燥湿化痰、降逆散结，"消痰，下肺气，开胃健脾，止呕吐，去胸中痰满"（《药性论》），"力能下达，为降胃安冲之主药"（《医学衷中参西录》）。《金匮要略》之半夏厚朴汤可见二药配伍，散结降逆、化痰除湿。王师临证若见湿阻脾胃，常以夏、朴相伍投用。二药多经姜汁炮制，半夏用量常在12g之内，厚朴则多在10g左右。

4. 茯苓 - 薏苡仁

茯苓药性平和，利水渗湿；薏苡仁味甘性淡微寒，归脾、胃、肺经，健脾利湿。《本草汇言》曰："补而不滞，利而不克，至和至美之品也。""最善利水，不至耗损真阴之气"（《本草新编》）。二药相伍则共奏利湿助运之功。

5. 柴胡 - 枳实（或枳壳）

柴胡苦辛微寒，疏肝解郁升阳。王师常将其与枳实（或枳壳）相伍，一升一降，取四逆散疏肝理气、条达气机之义。枳壳行气宽中除胀，枳实破气消积，有"枳壳利胸膈、枳实利肠胃"之说。王师临证见胸脘满闷、大便不通畅者常予柴胡、枳实或枳壳相须使用。

6. 砂仁 - 豆蔻

砂仁宽中醒脾、行气止痛、燥湿散寒，主入中、下二焦，《本草经疏》谓其："气味辛温而芬芳，香气入脾，辛能润肾，故为开脾胃之要药，和中气之正品。"豆蔻宣发理气、化湿、行气开胃、止呕止痛，主入上、中二焦，二者相须为用，有化湿醒脾、温中散寒、行气宽中、和胃止呕之功效。王师常将二者合用，用于治疗湿浊内蕴、三焦气机不畅之胸闷不舒、脘腹胀满、纳呆食少、呕吐泄泻等。

7. 枳壳 – 厚朴

此为临床常用药对，王师亦常用之，枳壳理气宽中、化痰消积，厚朴燥湿消痰、下气除满，王师常将二者相须为用，以治痞满之证，取其行气消积、燥湿除满之效。

8. 香橼 – 佛手

二者均为芸香科植物果实，具有疏肝理气、和胃化痰的功效，香橼长于化痰和胃，佛手长于疏肝理气，王师常将二者合用以治疗肝胃气滞之胸胁胀痛之症。

9. 大腹皮 – 槟榔

大腹皮有下气宽中、行水消肿之功效；槟榔能行气利水、杀虫消积、截疟。《本草经疏》云："大腹皮，即槟榔皮也。其气味所主，与槟榔大略相同，第槟榔性烈，破气最捷，腹皮性缓，下气稍迟。"《本经逢原》："槟榔性沉重，泄有形之积滞；腹皮性轻浮，散无形之滞气。"王师临床常以二者合用治疗气滞湿阻之痞满，取其行水下气之用。

10. 佩兰 – 荷叶

佩兰气味芳香，善化湿醒脾开胃；荷叶轻清宣透，名医俞长荣谓其"长于升清降浊"。若遇湿阻中焦、清阳不升、浊阴不降、浊气上泛，而见口气秽浊、嗳气泛恶、胸脘闷胀、舌苔厚腻等症者，王师常投以二药辟秽化浊，屡屡见效。

11. 海螵蛸 – 煅瓦楞子

海螵蛸，亦名乌贼骨。《神农本草经》言其"味咸，微温。主治女子漏下赤白经汁，血闭，阴蚀肿痛，寒热，癥瘕，无子"。《本草纲目》将其总结为"厥阴血分药也，其味盛而走血也"。认为"厥阴属肝，肝主血，故诸血病皆治之"。可见历代本草将此药地位奉之甚高，以其为肝经血分之主药，性温而有决血积、去癥瘕、止心腹诸痛等诸多功效。

煅瓦楞子，原出《名医别录》，咸，平，归肺、胃、肝经。功能消痰化瘀，软坚散结。但因其为贝壳类药，富含碳酸盐，而近世多作制酸之用。其实此药破血消积之力远在制酸之上。略引古人本草所论以证之。如《本草纲目》即云："咸走血而软坚，故瓦垄子能消血块，散痰积。"此二药有几个共同点：一是古本草皆以之为血分药，而且都入肝经，为肝经血分之要药，能破血消积。区别在于海螵蛸能止痛，瓦楞子善化痰。二是现代中医主要将二药用于制酸，这可能是基于二药主要成分均为碳酸钙有关。现代药理学研究证明，二者可与胆汁结合，减少胆汁对胃的刺激，可起到保护胃黏膜的作用，与现代医学治疗胆汁反流的原则有异曲同工之妙。临床上可用于治疗胃食管反流病、胃溃疡等。王师以此二药相合，一是制酸，此本无奇；二是止痛，此乃王师独到之处。尤其是胃痛而兼胸膈灼热或刺痛者，多为肝气犯胃。以此二药，能泻肝而开血结，血行络通则痛自止。

12. 百合 – 乌药

百合、乌药为百合汤，出自陈修园的《时方歌括》和《时方妙用》二书。百合归肺、心、胃经，具养阴润肺，清心安神之功；乌药归肺、脾、肾、膀胱经，具行气止痛，温肾散寒之功效。百合既能补中益气，又能润肺补虚，以制约肝木太过。乌药善于疏通气机，散寒止痛，临床多用于理下焦气滞，因其又归脾经，故又能顺气畅中，既可行脾胃气滞，又可疏肝气郁滞，使气机升降有序。百合味甘、微寒，乌药辛开温散，故两药相配，一凉一温，一走一守，柔中有刚，润而不滞，辛而不燥。临床可用于治疗功能性消化不良之胃阴不足证或肝胃阴虚证。

13. 百合 – 地黄

百合和地黄相配伍组成张仲景的经典名方——百合地黄汤。百合归肺、心、胃经，具有养阴润肺、清心安神之功，能清肺经气分之热而养肺中阴。地黄归心、肝、肾经，具有清热凉血、养阴生津之功，能清心经营分之热并益心肾之阴。两药合用，可以复心肺之阴，从而起到清热益阴、导热下行之功效。

凡证属心肺阴虚内热，邪热散百脉，致百脉不合者，皆可用此药对。

14. 仙茅 – 淫羊藿

二者均归肾、肝两经，仙茅辛热性猛，峻补肾阳而兴阳道、除寒湿而暖腰膝；淫羊藿亦名仙灵脾，辛甘而温，补肾助阳、祛风除湿、强筋健骨。二者合用，共奏温肾壮阳、祛风散寒除湿之功效，临床多用于治疗肾阳虚衰之阳痿、男女不育、四肢不温、腰膝冷痛等症。

15. 莲心 – 淡竹叶

二者合用出自《重订通俗伤寒论》之导赤清心汤。莲心苦寒，归心、肺、肾经，清热除烦、除烦止渴、涩精止血。淡竹叶归心、胃、小肠经，上清心火，下利小便。又因心与小肠相表里，泻小肠即能泻心火。两药相合，清上导下，而热邪自去。临床多用于治疗心经热盛，心烦口渴，口舌生疮以及心移热于小肠之尿赤涩痛等症。

16. 急性子 – 鹅管石

急性子微苦、辛，温，有小毒，归肺、肝经，有破血、软坚、消积之功。鹅管石味甘性温，无毒，归肺、胃、肾经，温肺化痰、壮阳通乳，且鹅管石主要成分为碳酸盐，又能中和胃酸。两药合用对于痰瘀互结之食管疾病常有佳效。

（二）角药

1. 柴胡、郁金、香附

香附，味辛、微苦、微甘，性平，归肝、脾、三焦经。《名医别录》言其"除胸中热，充皮毛，久服令人益气，长须眉"，以"除胸中热"为其主要功效。《本草图经》称其为"血中气药"，《本草衍义补遗》更是认为"凡血气药必用之引至气分而生血"，可知此药气血俱至，既能活血，也能行气。

郁金味苦、辛，性寒，入肝、心、肺经。功效行气化瘀、清心解郁、利胆退黄。郁金之名，《本草衍义补遗》解之曰："古人用以治郁遏不能散者，恐命名因于此始。"本药纯阴性寒，善入心经，《本草备要》以"宣，行气解郁；

泻，泄血破瘀"二句以概其功效，以其善解郁结，破血结，凉心肝。故王师用之与柴胡相伍以疏肝解郁，与香附合用以行气血，更兼清热之能，是一物三用也。

柴胡，苦、辛，微寒，归心包络、肝、三焦、胆经。《神农本草经》言其"味苦，平。主心腹肠胃中结气，饮食积聚，寒热邪气，推陈致新。久服轻身明目，益精"。后世多从之。总结各家本草，柴胡之用有三：和解退热、除痰消积去邪气、升清。《药鉴》谓其"能提清气从左而旋"，肝木喜升，是顺其性而条达之，亦有疏肝之意也。香附、郁金、柴胡三味俱可去肝热、化肝积、散肝结，肝气郁结不通者适可用之。王师用治肝郁重症，或郁而夹热夹积者，代表方是其验方柴郁二陈汤。

2.桑叶、菊花、夏枯草

菊花味甘苦，性微寒，归肺、肝经，具疏散风热、平抑肝阳、清肝明目、清热解毒之功。桑叶味苦甘，性寒，归肺、肝经，有祛风清热、凉血明目之效。夏枯草味苦辛，性寒，归肝、胆经，能清热明目、散结消肿。三药合用，共奏清肝泻火、疏风散热、清利头目之功。王师用此组合重在清肝，多用于治疗肝经风热、肝火上炎之咽喉肿痛、目赤耳鸣、头晕头痛等症。

3.天麻、钩藤、石决明

天麻、钩藤、石决明三者合用首见于《杂病证治新义》之天麻钩藤饮。天麻性平味甘，归肝经，具平肝潜阳、息风止痉、祛风通络之功效。钩藤性凉，味甘，归肝、心包经，能清热平肝、息风止痉。石决明味咸性寒，归肝经，能平肝潜阳、清肝明目。王师三者合用，平肝潜阳、息风止痉、清热明目，多用于肝阳上亢、肝火上炎之头痛目眩、耳鸣震颤、面红目赤等症。

4.玫瑰花、绿梅花、合欢花

玫瑰花味甘微苦，性温，行气解郁、和血止痛，《本草正义》云其"香气最浓，清而不浊，柔肝醒胃，流气和血，宣通窒滞而绝无辛温刚燥之弊"。绿梅花又名"绿萼梅"，味甘苦，性平，归肝、胃经，疏肝和胃、理气化痰，《本草纲目拾遗》谓其"开胃散邪，煮粥食，助清阳之气上升"。合欢花味甘性平，归心、肝经，解郁安神、理气开胃、活络止痛，《神农本草经》言其"安五脏，和心志，令人欢乐无忧"。三花合用轻清宣透，芳香理气。王师临证在脾胃病、情志疾病、妇科疾病等伴有气机郁滞时多用之，往往有轻以去实之能。

5. 橘核、橘络、青皮

橘在《神农本草经》被列为上品，各个部位均可入药，有橘皮、橘络、橘核、橘白、橘红、青皮、橘叶等之分。橘核即橘的种子，味苦辛，性平，归肝、肾经，功能行气、散结止痛效。橘络，即橘的果皮内层筋络，味苦甘，性平，归脾、肺经，能理气化痰、宣通经络。青皮即橘或其栽培变种的干燥幼果或未成熟果实的果皮，味苦辛，性温，归肝、胆、胃经，有疏肝破气、消积化滞之功效。对于肝气不疏、气滞血瘀之癥瘕痞块王师每多伍之，取其行气散结、通络止痛之功。

（代建峰、沈淑华、蔡利军、张弘、孙洁整理）

第三章 验方选介

一、痰瘀同治方

组成：全瓜蒌 15g，薤白 12g，石菖蒲 10g，郁金 12g，丹参 15g，水蛭 3g，茯苓 15g，陈皮 10g。

功能：化痰逐瘀，通阳宣痹。

主治：痰瘀痹阻之胸痹。症见胸闷胸痛，痛处固定，或有心悸，劳累或受寒易发，便秘，舌淡紫胖或暗红，舌底脉络迂曲，苔薄白或白腻，脉沉细涩。

方解：方中全瓜蒌甘寒清润，宽胸利膈，化痰导滞散结；薤白辛散苦降，温中化浊，宣通胸中之阴而散结，二者一清一温，通降结合。菖蒲辛苦温，化湿豁痰，宁心醒神；郁金辛苦寒，活血行气，解郁开窍。丹参活血祛瘀生新，水蛭破血逐瘀、散结消癥。"通阳不在温，而在利小便"，茯苓淡渗利湿，可助薤白宣通阳气；"善治痰者不治痰而治气"，陈皮燥湿醒脾，气顺则痰消，二者相伍，可杜绝生痰之源。

（智屹惠整理）

二、益气双化通脉饮

组成：黄芪 20g，桂枝 9g，石菖蒲 10g，郁金 12g，丹参 15g，水蛭 3g，茯苓 15g，陈皮 10g。

功能：化痰逐瘀，益气通阳宣痹。

主治：痰瘀痹阻之胸痹。症见胸闷胸痛，痛处固定，或有心悸，劳累或受寒易发，便秘，舌淡紫胖或暗红，舌底脉络迂曲，苔薄白或白腻，脉沉细涩。亦可加减用于中风恢复期辨证属痰瘀痹阻而见肢体活动不利，口舌歪斜，语言謇涩，偏身麻木，头晕目眩，舌暗红，苔白腻，脉滑。

方解：王师谓"胸为清阳之府""头为诸阳之会"，气血失于温养则痹阻不通。方中黄芪甘温益气固表利水，桂枝温经通痹，二者相伍，重在益气通阳，桂枝得黄芪温阳和血通经，黄芪得桂枝益气而不留邪，且合"病痰饮者当以温药和之"之法。菖蒲伍郁金寒温相配，豁痰行气，宣痹止痛。丹参和血，水蛭破血，二者结合，活血化瘀散结。茯苓健脾渗湿，祛痰化饮；陈皮燥湿醒脾，芳香行气。本方标本同治，主次兼顾，共奏益气化浊活血、温阳通痹之功，正符合冠心病及中风恢复期气虚痰浊血瘀的基本病机。

（智屹惠整理）

三、柴郁二陈汤

组成：柴胡6g，郁金12g，制香附10g，制半夏12g，陈皮15g，茯苓15g，蒲公英15g。

功效：清疏和胃。

主治：肝胃郁热。症见上腹胀痛、呕恶泛酸，舌质红，苔薄黄腻，脉浮滑。

方解：王师谓柴胡、郁金性寒而善疏肝，为清疏佳品。制香附微温入肝，为血中气药，与柴、郁相合，加强疏肝之力。二陈汤乃燥湿化痰祖方，方中用茯苓制水以治其本，使湿去则痰消；半夏之辛，利二便而去湿；陈皮之辛，通三焦而理气。配蒲公英之苦辛微寒，有辛开苦降、寒温并用之功，故而能开痰湿之结。全方以柴、郁、附清疏，二陈加蒲公英和胃，故而善治肝胃郁热之证，无论痛、胀、气、酸，皆可用之。

（孙洁整理）

四、调气通腑方

组成：槟榔10～12g，木香10～12g，冬瓜子30g，莱菔子30g，生白术30～80g，当归15～24g，生地黄15～24g。

功效：调气通腑。

主治：气滞肠腑。症见大腹胀满，矢气则舒，大便干结或便出不畅、欲便不得出，或嗳气间作，舌淡红，苔薄腻，脉弦。

方解：槟榔，苦、辛，温，归胃、大肠经，功能行气、消积、利水、杀虫。《名医别录》谓其"主消谷，除痰癖"。本方用之，使大肠腑气得畅，通顺则康。木香味辛、苦，性温，入脾、胃、大肠、胆、三焦经，除行气之外，尚有健脾消食之功。故王师用之与槟榔相伍以调肠腑之气机，与生白术合用扶正以祛邪。冬瓜子为利窍排脓之品，王师取其通利之性以通肠腑，为异病同治之理。莱菔子为下气要药，《本草纲目》曰"除胀，利大小便"，针对本方气滞之病机。生白术有健脾通便之力，首见《伤寒杂病论》中第174条："伤寒八九日，风湿相搏，身体疼烦，不能自转侧，不呕不渴，脉浮虚而涩者，桂枝附子汤主之。若其人大便硬，小便自利者，去桂加白术汤主之。"王师认为该药健脾益气，使得脾运有权，津液得布，下输肠腑，则便出自行。当归、生地黄均为养血之品，濡养肠道，以助下行。诸药合用，共成通腑扶正之剂。

（王雨墨、江张曦整理）

五、加减六和汤

组成：荆芥9g，防风9g，桔梗12g，生甘草6g，僵蚕6g，蝉蜕6g。

功效：祛风化痰，清热宣肺。

主治：风热犯肺之咳嗽。症见咳嗽，痰黄，咽痒或痛，无汗或微汗，舌红，苔黄腻，脉浮数。

方解：六味汤（荆芥、防风、桔梗、甘草、薄荷、僵蚕）出自清代张宗良《喉科指掌》，书中称此方为"漱咽喉七十二症总方"。王师凡遇外感初起咳嗽，或咽喉不适、咽痒咽痛者，皆以此方为基本方，而以蝉蜕易薄荷，是为王氏加减六和汤。盖肺为清虚之脏，最是不耐寒热。风热犯肺，肺失清肃则见咽痒作咳，当治以祛风清热，故以荆芥、防风辛散以去其风。风胜则动，肺动则为气逆，而作诸咳，故以僵蚕、蝉蜕祛风解痉以定动。肺为贮痰之器，今肺为邪伤则痰邪乘之，症见咳痰而黄，故以桔梗化痰、宣肺、利咽；与甘草合用则是桔梗汤，适可宣肺开结，其咽痒或痛者尤宜。

（孙洁、沈淑华整理）

六、一草二藤三妙汤

组成：败酱草20g，鸡血藤15g，红藤20g，苍术9g，黄柏9g，川牛膝12g。

功效：清利下焦。

主治：下焦湿热。症见小腹酸、胀、痛，白带黄浊，或男子白浊，尿频尿急，小便短赤而痛，舌红，苔黄腻，脉弦数。

方解：《灵枢·百病始生》曰"清湿则伤下"，湿为阴邪，易伤下部。下焦诸湿久而化热，形成湿热互结之热则胶结难去。留于肝经则小腹酸、胀、痛，在妇人为黄带浊臭，在男子则精浊白淫；留于膀胱则尿频尿急，小便赤痛。可以苍术祛其湿，黄柏清其热，牛膝导其下，此即《医学正传》之三妙丸。然犹嫌通络之力不及，则湿热难以尽去，故加鸡血藤、红藤二味活血通络，以祛络中邪气。且鸡血藤养血，能助络实则邪去；红藤清热解毒化湿，善祛下焦湿热；合以辛降之败酱草，则清热解毒化湿之力益甚。诸药合用，功善清利通络，故能治下焦湿热，其湿热留于胞宫、精室、肝经者尤佳。

（孙洁整理）

七、益气养荣汤

组成：党参15g，白术15g，茯苓12g，炙甘草6g，熟地黄18g，当归10g，白芍12g，川芎10g，黄芪30g，肉桂3g，红景天15g，刺五加10g，绞股蓝30g，仙鹤草15g，鸡血藤20g。

功效：益气养血。

主治：脾肺亏虚，营血不足。症见惊悸健忘，寝汗发热，食少无味，身倦羸弱，形枯气短，毛发易脱，苔薄，舌淡红，脉细弱等。

方解：本方由十全大补汤加红景天、刺五加、绞股蓝、仙鹤草、鸡血藤而成。红景天、刺五加、绞股蓝、仙鹤草四味药是王师习用的"补气四样"。《本草纲目》记载"红景天，《本经》上品，祛邪恶气，补诸不足"，更盛赞刺五加，言之"宁得一把五加，不用金玉满车"。绞股蓝被誉为"东方神草""南方人参"，具有益气健脾与清热解毒的双重作用。仙鹤草又名"脱力草"，江浙一带民间常取仙鹤草合红枣煮食，以调补气血，治疗脱力劳伤。"补气四样"合四君子汤则益气之力倍增。鸡血藤苦甘性温，既能活血，又能补血，合四物汤以补血和血。重用黄芪取阳生阴长之义，少佐肉桂振奋阳气，鼓舞气血生长。

（沈淑华、童宏选整理）

八、补肾养血汤

组成：淫羊藿 15g，巴戟天 12g，苁蓉 15g，菟丝子 20g，补骨脂 10g，鹿角片 10g，党参 15g，炙黄芪 15g，当归 10g，甘草 6g。

功效：温补脾肾，益气养血。

主治：精血亏耗。症见耳鸣耳聋，头晕目眩，腰膝酸软，神疲健忘，面色萎黄，心悸失眠，脉沉细弱等。

方解：肾精能调节脏腑之精，供其活动需要，能生髓、养骨，并参与血液的生成。本方以补肾为主，从精血同源的角度出发，精血互补。淫羊藿辛甘而温，补肾阳，有补肾温阳之效；巴戟天辛甘微温，可补肾助阳，强筋壮骨；苁蓉甘咸性温，补肾壮阳而益精；菟丝子辛甘平，能补肾益精。王师称以上四味为"补肾四天王"。合补骨脂辛苦而温，补脾肾而助阳；鹿角片甘咸温，补肾阳、益精血。另以党参、当归补血汤益气养血，甘草调和诸药，共奏阳生阴长之功。

（沈淑华、童宏选整理）

九、凉血消斑方

组成：水牛角 30g，生地黄 24g，芍药 12g，牡丹皮 10g，紫草 10g，白茅根 30g。

功效：清热解毒，凉血散瘀。

主治：热入血分。症见肌衄，斑色紫黑，或见身热谵语，吐血、衄血、便血、尿血，舌红绛，脉数等。

方解：本方化裁于犀角地黄汤。方中水牛角苦而咸寒，凉血清心、宁血解毒，为君；臣以甘苦寒之生地，清热凉血生津，既可以助水牛角清热凉血，又可复已失之阴血；用苦微寒之赤芍与辛苦微寒之牡丹皮共为佐药，清热凉血、活血散瘀，可收化斑之功；紫草苦而咸寒，能清热解毒、凉血活血；白茅根甘寒，既能凉血止血，又可清肺胃热，共成清热解毒、凉血散瘀之剂。本方凉血与活血并用，使热清血宁而无耗血动血之虑，凉血止血又无冰伏留瘀之弊，可运用于各型紫癜、急性白血病、流行性出血热等证属热入血分者。

（沈淑华、童宏选整理）

十、软坚消核汤

组成：制半夏 12g，制南星 10g，皂角刺 10g，猫爪草 30g，甲片 6g，夏枯草 20g，天葵子 15g，白芥子 6g。

功效：化痰软坚散结。

主治：痰核。症见无痛性、进行性痰核增生，痰核结块大小不一，以颈部为主，较软可动，可伴有周身瘙痒，舌淡红，苔白腻，脉滑。

方解：方中制半夏、制南星燥湿化痰散结，共为君药；白芥子散结而易消皮里膜外之痰，皂角刺化痰散结而善消顽痰，猫爪草化痰散结而能解毒消肿，甲片软坚散结而善于走窜行散，共为臣药；夏枯草、天葵子清热解毒、消肿散结，而起佐使之功。本方可作为痰核瘰疬的通用方。气虚水停为痰者，可合六君子汤益气健脾化痰；热毒灼津为痰者，可合黄连解毒汤、消瘰丸清热解毒、化痰散结。

（沈淑华、童宏选整理）